"

운동독학,
누구나 쉽고 전문적으로

핏블리가 존재하는 이유이며,
우리가 창조하고자 하는 **미래**입니다.

"

핏블리의

피트니스
해부학

해부학 박사가 알려주는
웨이트 트레이닝을 위한 쉬운 해부학

핏블리의

피트니스
해부학

핏블리(문석기)·조호정 지음

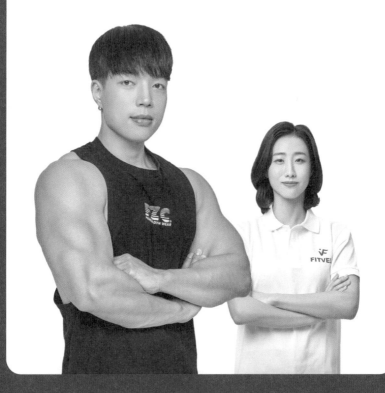

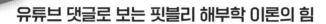

유튜브 댓글로 보는 핏블리 해부학 이론의 힘

으아오*
방금 벤치프레스 하고오면서 머리속에 그려졌던 물음표들이 다 해결됐습니다.......결 그려주신거 너무좋아요 상부 하부 영상도 너무 기대됩니다

athena A*
우와..그래서 설명해주시니까 진짜 좋아요!! 내일 가슴운동인데 꼭 적용해서 해보겠습니당 감사합니다 핏블리님!!

서동*
핏블리님 트레이닝 하는 방법 보면 매번 감탄합니다. 어중간한 지식으로는 절대 설명할 수 없는 …진짜 공부 많이 해서 잘 알고 잘 풀어 주는게 느껴지는 전문가 오브 전문가 ㅜㅜ 문석기 사랑해 ♥

현*
와 근육 그림 진짜 신박하다 진짜 ㅋㅋㅋㅋ 와 컨텐츠 내용 좋네요 진짜 이거 어깨나 등도 한번 해주시면 안되나요

김현*
복근 운동에대한 해부학적으로 이해하기 쉽게 설명해주셔서 귀에쏙!쏙! 박혀서 복근운동에 대한 지식이 더 쌓여가고있어요 항상 운동에 대한 좋은 정보 영상 홈트 생리학 해부학 이론영상 등 올려주셔서 늘 감사합니다 블리행님~ 이번영상도 잘 보구 마니배우고 갑니당~

저 이제 바디프로필까지 D-18일남았는데 긴장되고
떨리네요 바디프로필이 처음이라 블리행님 저 생에 첫!
바디프로필이라 엄청긴장되요 어떡하죠?? 잘할수있겠죠?
응원해주세요~블리행님!~ 블리행님 영상 매일 챙겨보구
구독! 좋아요! 알림설정까지! 꾸~~~~~~~~~~~~~~~~~욱!
누르고갑니데잉 힘내라구 응원해주세요~

Mi*   모든 영상내용 이보다 우수한 영상은없는듯
                 인정인정인정킹정

sod*   체형교정 공부하고있는중인데 헷갈리는 부분이있던중에
                 영상 딱보니 확실히 이해가 가네요 :) 감사합니당

Brian Le*   언제나 좋은 영상 감사합니다! 핏블리님 영상 보고
                 운동생리학이랑 해부학 관심생겨서 개강전까지
                 독학하고있습니다!

정다*   와우 이런걸 얘기해주시다니 :) 제가 후반경사여서
                 무릎과 허리가 안좋았었어요~자세를 바르게 고치고
                 힙운동을했더니 허리도 들아프고 엉덩이도 조금씩 근육이
                 붙는듯 하하~~^^♡♡

브로콜리 하* 지금까지 본 전방경사 후방경사 설명 중 가장 잘 이해
됐어요~~ 좋은 영상 감사합니다. 교정 컨텐츠 기대할께요
~~!!!

난토* 지금까지 오리궁댕이로 알고있었는데 전방경사같네요 내몸에
대해 공부좀해야겠어요

이파* 전략적운동 좋습니다 좋아요 하~ 내용 너무 좋아요.
알고싶었던 내용이었어요. 감사합니다

오늘* 가장 설득력 있는 힙업 설명 이었습니다

jb ki* 정확히 설명해주는 듯. 골반뼈는 절대로 넓어질수 없음. 그
아래 대퇴골의 돌출부를 골반으로 잘못 알고 있어서 그렇지,
한국여성의 대부분은 골반이 대퇴골보다 좁다고 함. 정말
타고나기 힘든 부위가 골반인듯. 고칠수도 바꾸기도 가장
힘든 부위.

김유* 진짜어떻게 가려운곳만 긁어주듯이 알려주시죠..

ys Se* 스쿼트자세를 해부학적으로 풀어주시니 훨씬 이해가
잘됩니당~~ 좋아요~~~~~꾸~~~욱!!!!

진순이살*   제가 혼자 스쿼트 하면서 헤맸던 요소가 이 영상에 다
            들어있네요 저장해놨다가 두고두고 볼게요!

황은*   제가 딱 대퇴골이 긴 케이스이네요ㅋ 오늘도 많이 배우고
            갑니다^^

긍정맨진성*   좋은 영상 감사합니다^^! 어릴때 교통사고로 아직 재활겸
            운동중인데 운동에 관한 지식이나 궁금증 생기면 앞으로
            필블리님 영상을 통해 배우겠습니다 ㅎㅎ 좋아요 와 구독
            했어요!

힝야힝야힝*   우와 여러유형에 문제원인 해결책 제시까지 짧은시간에
            최고의 강의네요 ㅎㄷㄷ

운동을 못하는 이유는
해부학을 모르기 때문입니다

Hey what's up guys~! 안녕하세요 핏블리 문석기입니다. 벌써 다섯번째 책으로 인사를 드리네요. 이번 책에서는 운동을 시작하는 초보자부터 전공자까지 꼭 알아야 할 피트니스 해부학을 담았습니다

　기초 운동인 스쿼트를 할 때 무릎이 아프거나 앞벅지만 아프고 엉덩이 자극을 못느끼는 이유는 개인이 가진 허벅지와 골반의 뼈 모양에 대한 차이를 모르고 무작정 동작만 따라하거나, 스쿼트에 사용되는 근육을 이해하지 못하여 효과적으로 근육을 사용하지 못했기 때문이에요.

많은 분들이 어려워하는 가슴운동도 가슴근육이 어디서부터 시작되고 어디에서 끝나는지 머리속에서 연상할 수 없기에 자극점을 못찾는 경우가 많아요.

해부학 이미지로 가슴근육이 어떻게 생겼고 어디에 붙어있고 어떤 방향으로 붙어있는지 이해만 해도 누구나 쉽게 자극을 느낄 수 있어요. 뼈는 스스로 움직일 수 없고 뼈에 부착되어있는 근육에 의해 수축과 이완이 일어나며 움직이기 때문에 운동을 시작하는 분들이라면 내가 운동하고 싶은 근육이 어디서부터 어디까지 붙어있는지 해부학적으로 꼭 알고 하셨으면 합니다.

해부학 이라는 단어가 어렵게 느껴질 수 있지만, 우리 몸에 대한 이야기라고 생각하면 쉽게 접근할 수 있을거에요.

사실 저도 처음 공부할 때 해부학 이론은 말 그대로 뼈의 해부도나 근육의 해부도를 전문적으로 다룬 책들이 위주였어요. 제가 궁금했던 건 웨이트 트레이닝 같은 근육운동을 할 때 참고할 수 있는 해부학 이었습니다. 스쿼트를 할 때 어디 근육이 어떻게 사용되는지 해부학 적으로 알고 싶었고, 데드리프트를 할 때 어떤 근육이 함께 동원되고 어떤식으로 무거운 무게를 들어올릴 수 있도록 근육이 활성화 되는지 공부하고 싶었어요.

운동하는 사람이라면 누구나 저와같은 궁금증이 생길거에요. 이러한 궁금증을 해결하기 위해 '피트니스 해부학'서적을 집필하게 되었습니다. 특히나 이번 책은 해부학 박사 조호정 선생님과 함께 전문적인 내용을 심도있게 다뤘고, 운동 초보자가 읽어도 이해할 수 있게 여러 시각자료를 활용했어요

제가 항상 중요하게 생각하는 누가봐도 쉬운 이론서를 제작하기 위해 노력한 해부학 책이에요. 들어간 시각자료 중 일부는 여러분들의 해부학적 이해를 높이기 위해 다른 서적에는 없는 직접그린 자료도 포함되어 있어요.

여러분이 해부학을 어렵기만한 암기과목처럼 생각하지 않도록 실전에서 바로 적용할 수 있는 유용한 내용을 담았으니 딱 3번만 정독해 보시길 바랄게요

특히 전공자나 트레이너 선생님이 이 책을 구매하셨다면 10번 정도는 정독하는걸 강력히 추천드리겠습니다

이 전 출판한 [핏블리 헬스 다이어트 전략집], [핏블리 다이어트 생리학], [핏블리 운동 호르몬 생리학] 모든 이론서가 베스트셀러가 된 만큼 이제는 많은 분들이 운동을 이해하고 효율적으로 하고 싶어한다는 욕구를 느끼고 있습니다

앞으로 핏블리 쇼크북스를 통해 각 분야 전문가 분들과 이해하기 쉬운 이론서를 제작해 보도록 하겠습니다

늘 핏블리와 함께해 주시는 100만 구독자님(선배님)께 다시 한번 감사의 말씀을 전합니다.

레그익스텐션 하다 다리에 쥐날 것 같은 2022년 4월,

핏블리 문석기

CONTENTS

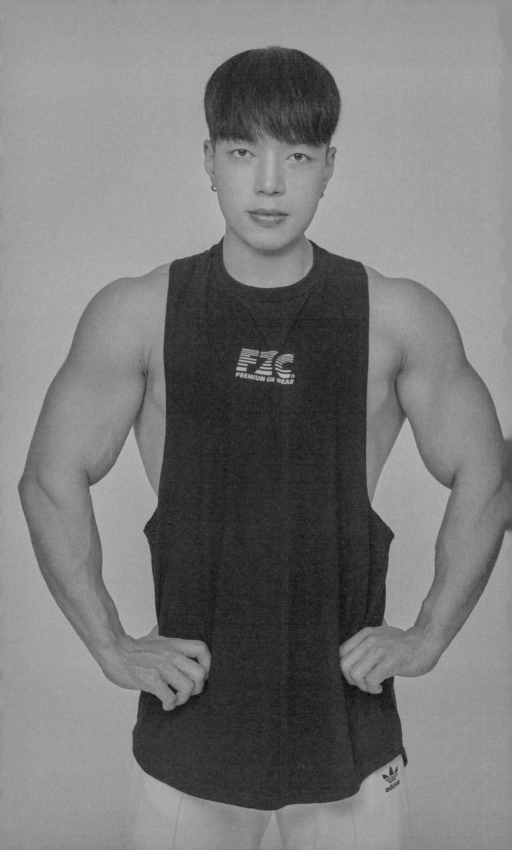

1강
총론

웨이트 트레이닝을 위한
쉬운 해부학

우리는 왜 해부학을 알아야 할까?

우리 몸을 설명하는 기준: 해부학적 자세

해부학용어는 왜 이렇게 많을까?

인체 단면에 대한 용어

뼈대계통

움직임에 대한 용어

근육계통

우리는 왜 해부학을 알아야 할까?

"해부학" 하면 아마 영화나 드라마에서 본 시신, 메스(수술 및 해부용 칼), 무서운 분위기가 먼저 떠오르거나, 혹은 복잡하고 어려운 의학용어들이 떠오를 거예요. 우리가 해부학을 생각했을 때 어렵고 생소하다고 생각되는 이유는 해부학에서 사용되는 용어가 우리 일상에서 흔히 사용되지 않는 단어들로 이루어져 있기 때문이에요. 사실 해부학은 우리 몸에 대한 학문이고, 우리는 어깨가 어디에 있고 등이 어디에 있는지 너무 잘 알고 있어요. 하지만 일상생활에서 다루지 않는 용어들로 잔뜩 이루어진 해부학이라는 학문적 특징 때문에 많은 분이 해부학을 어렵게만 생각합니다.

운동을 막 시작한 여러분들께서는 '나는 취미로 운동을 하는 데 왜 해부학 공부가 필요해요? 그건 의대 학생들이 공부해야 할 내용 아닌가요?' 하는 생각이 들 수도 있어요. 그런데 우리가 운동할 때 잘 생각해보면, 트레이너 선생님은 "가슴근육에 힘주세요!"라고 계속 말하는데, '뭐야, 어디를 어떻게 해야 힘을 주지?'라는 생각이 든 적 있지 않으신가요? 혹은 동작을 보고 운동을 따라는 하지만 지금 **내가 어떤 근육을 운동하고 있는지 모를 때**가 있을 수도 있어요.

우리가 일반적으로 하는 운동들은 내가 머리로 내가 명령을 내려서 뼈대에 붙어있는 근육을 움직이고, 그 움직여진 근육에 의해 어깨관절, 손목관절과 같은 여러 관절에서 움직임이 일어나요. 그래서 우리는 이러한 **뼈와 관절, 그리고 근육들의 형태에 대해 어느 정도 이해를 하고 있어야 안전하고 효율적이게, 그리고 각자의 몸에 맞는 운동을 할 수 있어요.**

우리 몸을 설명하는 기준: 해부학적 자세

우리가 해부학을 공부할 때 가장 먼저 배우는 것이 있습니다. 바로 **해부학적 자세**(anatomical position)에 대한 정의인데요. 똑바로 선 자세에서 얼굴은 정면을 바라보고 두 발은 평행하게 두고, 손바닥은 정면을 바라보게 서는 자세입니다. 우리 일상 자세와는 다른 부자연스러운 부분이 하나 있는데요. 왜 손바닥을 정면을 보게 둘까요?

우리 아래팔에는 두 개의 뼈가 있어요. 반짝반짝하는 모양으로 손을 움직여보면 위팔은 가만히 있는데 아래팔에서 손바닥만 뒤집히는 운동이 일어나요. 이 운동은 아래팔에서 두 개의 뼈가 X 모양으로 교차하면서 일어나는 운동입니다. 그래서 손바닥이 정면을 보게 해야 두 개의 아래팔뼈들이 겹치지 않고 나란히 놓여있기 때문에 해부학적 자세는 손바닥을 정면을 향하게 됩니다. 해부학에서는 이 자세를 기준으로 우리 몸의 모든 위치나 방향이 정의됩니다.

그래서 우리 팔에서 팔꿈관절을 기준으로 위쪽이 위팔, 아래쪽이 아래팔이 됩니다. 그리고 우리가 평소에는 엄지손가락을 앞쪽으로 팔을 자연스럽게 내려 걷기 때문에 팔의 안쪽이라고 인지할 수 있는 부분이었던 손바닥과 연결된 쪽이 아래팔의 앞쪽이 돼요. 우리 몸은 끊임없이 움직이고, 자세가 변하기 때문에 이렇게 해부학적 자세에 대한 정의가 없다면 뼈나 근육의 위치에 대한 설명할 수 있는 기준을 세우기 어려워요.

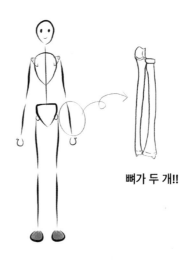

뼈가 두 개!!

해부학적 자세(anatomical position)

해부학용어는 왜 이렇게 많을까?

퍼스널 트레이닝(PT)을 받거나 운동 관련 영상에서 듣게 되는 근육과 뼈의 이름은 아마 대부분이 대퇴골, 대둔근, 대흉근과 같은 한자 용어예요. 그런데, 검색을 하다 보면 처음 들어보는 조금 다른 한글 용어도 있습니다. 예를 들어 대흉근이 아닌 큰가슴근과 같은 용어가 한글 용어인데요. 실제로 해부학용어는 원어인 라틴어, 영어, 그리고 우리나라에서 사용되는 구용어인 한자 용어, 신용어인 한글 용어가 있습니다.

이렇게 하나의 근육에도 여러 가지 용어가 있어 해부학 공부가 더욱 어렵게 느껴질 수 있습니다. 아마 구용어로 해부학을 이미 접한 경우, 신용어인 한글 용어가 더 헷갈릴 수도 있어요.

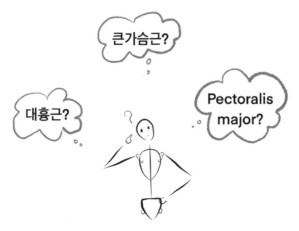

다양한 용어로 인한 혼란. 큰가슴근 = 대흉근 = pectoralis major

그럼 대체 한글 용어는 왜 만든 걸까요? 1980년대 후반부터 한문식 의학 용어로 인해 의사와 환자들 사이에 의사소통이 어렵다고 판단하여 한글식 의학용어의 필요성이 대두되었습니다. 해부학용어 또한 한자를 사용하는 것에 문제점이 발견되면서 "아름다운 우리 언어 습성에 알맞은 해부학용어를 만든다"라는 목표로 대한해부학회 용어위원회에서 한글로 된 해부학용어를 만들게 되었습니다.

그래서 근육 이름과 실제 근육의 위치, 모양을 잘 살펴보면 사실 이전의 한자 용어보다 현재 사용되는 한글 용어가 훨씬 쉬워요. 예를 들어, "단무지굴근"이라고 하면 뭐가 떠오르시나요? 쉽게 무슨 근육인지 떠오르지 않죠? 그런데 "짧은엄지굽힘근"이라고 하면 잘은 몰라도 엄지를 굽힐것같은 느낌이 듭니다.

단무지굴근 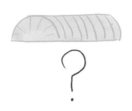 = 짧은엄지굽힘근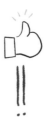

최근에 나오는 대부분의 해부학 교재도 모두 한글 용어를 사용하고 있으므로 이 책에서도 한글 용어를 사용할 예정입니다. 하지만 한자 용어가 익숙하신 분들도 계실 테니 최대한 헷갈리지 않게 설명해드릴게요. **무작정 용어를 외우는 것보다는 운동을 위해 해부학을 배운다는 점이 가장 중요하니까요.**

인체 단면에 대한 용어

다음은 인체의 단면에 대한 용어입니다. 3차원 공간을 x,y,z 좌표로 설명하듯이 우리 몸의 다양한 관절 움직임을 정의할 수 있는 세 개의 단면이 있고, 이 단면을 기준으로 움직임이 일어납니다.

거울을 보았을 때, 우리 눈도 두 개, 콧구멍도 두 개, 그리고 아래로 내려와 몸통 양옆으로 팔, 다리도 한 쌍씩 있죠? 이렇게 우리 몸을 좌우 대칭으로 나눌 수 있는 가상의 선이 그려지실 텐데요. 우리 몸을 대칭으로 나누는 면을 **정중면(median plane) 또는 정중시상면(midsagittal plane)**이라고 부르고, 그 정중면과 나란히 평행하는 면을 **시상면(sagittal plane)**이라고 불러요. 정중면은 우리 몸을 좌, 우로 나눌 수 있는 평면이라고 생각하면 쉽게 이해되실거에요. 자연스럽게 걸을 때 우리 양 팔이 흔들리는 동작이 시상면을 따라 일어나는 운동이라고 생각하시면 됩니다.

이마면(관상면, frontal plane)의 경우 우리 몸을 앞, 뒤로 나눌 수 있는 면이라고 생각하시면 되고, 팔을 양옆으로 벌리는 운동이 이 면을 따라 일어납니다.

마지막으로 **가로면**(transverse plane) 혹은 **수평면**(horizontal plane)은 우리 몸을 위, 아래로 나눌 수 있는 면이라 생각하시면 이해가 쉬울 것 같은데요, 이 면에서 일어나는 운동은 고개를 도리도리 돌리는 운동과 같은 돌림 운동이 일어납니다.

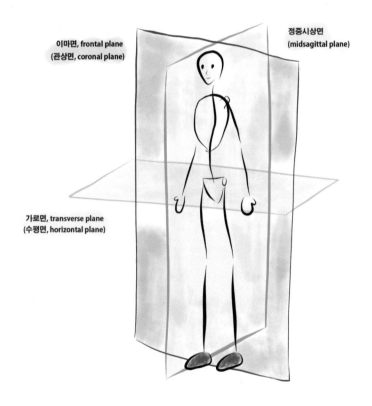

이마면, frontal plane
(관상면, coronal plane)

정중시상면
(midsagittal plane)

가로면, transverse plane
(수평면, horizontal plane)

핏블리의 피트니스 해부학

뼈대계통

이제 우리 몸의 뼈대에 대해 살펴보겠습니다. 성인의 뼈는 206개가 있습니다. 그런데 여기서 왜 성인의 뼈라고 이야기할까요? 성인이 되기 전의 뼈의 개수는 더 많습니다. 어릴 때 분리되어있던 뼈가 성장하면서 하나의 뼈로 합쳐지는 경우가 있는데요. 예를 들어, 우리 골반을 이루고 있는 큰 뼈인 볼기뼈(관골, hip bone)는 양쪽에 하나씩 있습니다. 원래는 이 하나의 뼈가 3개로 나누어져 있었는데, 16에서 17살부터 뼈가 붙기 시작하여 20대 초반에 완전한 하나의 뼈가 됩니다.

가쪽에서 본 볼기뼈(관골, hip bone)의 모습

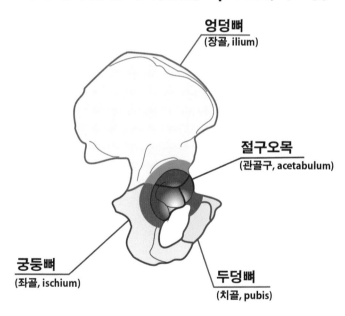

볼기뼈는 태어날 때 절구오목에서 Y 모양을 기준으로
위쪽의 엉덩뼈, 앞쪽의 두덩뼈, 아래뒤쪽의 궁둥뼈로
나누어져 있다가 성장하며 하나의 뼈가 된다.

우리 몸에 대한 이야기를 하다 보면, **관절**이라는 단어를 참 많이 듣는데요, 이 관절이란 무엇일까요? 뼈가 서로 연결하고 있는 부분, 즉 **뼈와 뼈가 만난 부분**을 우리는 관절이라고 부릅니다.

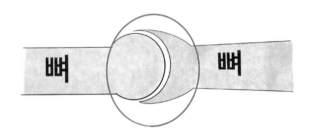

운동을 하면서 사용되는 관절은 대부분 움직임이 가능한 관절들입니다. 하지만 우리 몸에서는 움직이지 않는 관절도 존재합니다. 예를 들어 머리뼈를 보면 눈으로 볼 수 있는 움직이는 관절은 턱관절뿐인데, 실제로는 많은 뼈가 서로 만나 관절하고 있습니다. 하지만 이 뼈들은 움직이지 않는 관절로 분류됩니다. 심지어 머리뼈는 귓속에 있는 뼈를 제외하고도 22개나 됩니다.

움직이는 관절을 **윤활관절(synovial joint)**이라고 하는데, 관절의 모양에 따라 그 운동성이 달라집니다. 팔꿈관절 (주관절, elbow joint)을 보면 한쪽 방향으로 굽혀지고 펴지는데 반대로 굽혀지는 않습니다. 마치 우리 문의 경첩 같은 형태 (경첩관절, hinge joint)를 가지고 있는데요.

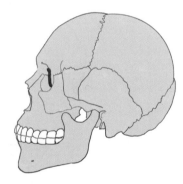

많은 뼈가 관절하여 이루어진 머리뼈(skull)

핏블리의 피트니스 해부학

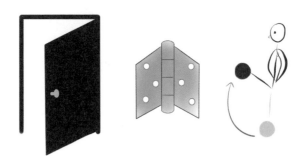

반면, 어깨관절의 경우 절구관절(ball and socket joint)로 팔을 크게 휘돌리는 운동까지 가능합니다. 이러한 운동성의 차이가 바로 관절의 생김새가 달라서 나타나는 결과에요.

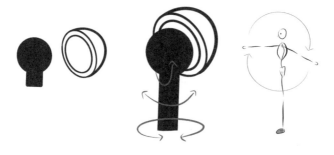

관절의 움직임을 이야기하다 보면 **관절가동범위(range of motion, ROM)** 라는 단어를 듣게 되는데, 이는 **정상적인 관절이 통증 없이 자유롭게 움직일 수 있는 범위**를 말합니다. 관절의 형태에 따라 통상적으로 정해진 각도가 있지만, 이는 개인의 뼈 생김새, 인대 및 근육의 유연성에 따라 차이를 보이게 됩니다.

여기서 인대라는 단어 평소에 많이 들어보셨죠? 움직이는 윤활관절 주위에는 탄력이 없는 띠가 붙어 관절의 움직임을 일부 제한하고 있는데, 우리는 이것을 인대라고 부릅니다. 관절의 움직임을 제한한다는 것은 우리의 움직임을 불편하게 만드는 것이 아니라, 오히려 탈구와 같은 관절의 불안정성을 잡아주는 역할을 하는거에요. 우리가 흔히 '발목을 삐었다.', 혹은 '인대가 늘어났다.'라고 표현하는 것은 이 인대를 이루고 있는 조직의 섬유 길이가 5% 이상 당겨지면서 섬유다발이 미세하게 찢어진 상태를 말합니다. 더 심하게 당겨지면 우리 눈으로도 확인할 수 있게 인대가 찢어지게 돼요.

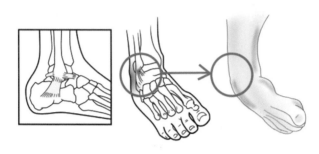

움직임에 대한 용어

움직임에 대한 용어를 간단하게 살펴보겠습니다. 부위별로 정말 많은 용어가 있지만, 대표적으로 많이 사용되는 것들만 추려서 볼게요. 먼저, **굽힘(굴곡, flexion)**을 하게 되면 관절의 각도가 좁아지고, **폄(신전, extension)**을 하게 되면 각도가 커집니다. 그런데 무릎을 생각하면 우리가 평소에 무릎을 굽히고 편다는 의미와 같아 이해가 쉬운데요. 반면, 어깨관절(견관절, shoulder joint)과 엉덩관절(고관절, hip joint)에서 폄이 조금 헷갈릴 수 있습니다. 바로선자세에서 우리 몸의 뒤로 팔, 다리가 가는 움직임을 해부학에서는 폄이라고 합니다.

우리 몸 중앙에서 신체 부위가 멀어지는 운동을 **벌림(외전, abduction)**이라고 하고, 반대로 가까워지는 것을 **모음(내전, adduction)**이라고 합니다.

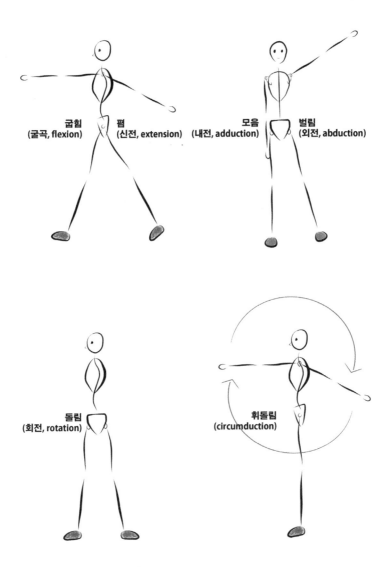

굽힘
(굴곡, flexion)

폄
(신전, extension)

모음
(내전, adduction)

벌림
(외전, abduction)

돌림
(회전, rotation)

휘돌림
(circumduction)

돌림(회전, rotation)의 경우 축을 기준으로 회전하는 운동입니다. 우리가 와이드 스쿼트를 할 때 무릎 방향을 바깥을 보게 하죠? 그때 허벅지에 있는 긴 뼈인 넙다리뼈(대퇴골, femur)가 엉덩관절에서 가쪽돌림(외회전, external rotation)이 되면서 무릎이 바깥을 볼 수 있습니다. 이 돌림은 가쪽돌림과 안쪽돌림(내회전, internal rotation)이 있는데, 무릎이 바깥으로 보는 것을 가쪽돌림, 반대로 안쪽으로 보는 것을 안쪽돌림이라고 합니다. 즉, 수직축을 기준으로 돌림운동이 일어나는 것인데요. 그래서 우리 몸을 좌우로 돌리며 척추가 회전하는 것도 돌림입니다. 그리고 마지막으로 앞서 설명한 모든 움직임을 다 포함한 움직임인 **휘돌림(circumduction)**이 있습니다.

와이드 스쿼트에서 엉덩관절의 가쪽돌림에 의해 무릎과 발끝의 방향이 함께 가쪽을 향하게 됨

근육계통

근육은 우리 몸에서 운동을 담당하는 조직으로 우리가 앞으로 알아갈 근육은 우리 뼈에 붙어있는 **뼈대근육(골격근, skeletal muscle)**입니다.

근육의 이름은 모양과 크기, 위치, 그리고 근육의 부착지점에 따라 만들어져있습니다. 예를 들어, 한자 용어로 상완이두근을 살펴볼게요. 먼저 영어로 상완이두근은 biceps brachii입니다. 근육을 공부 하다보면 영어로 biceps라는 단어가 종종 나오는데요. 근육의 갈래가 두 개로 나누어져 있다는 뜻입니다. 그렇다면 triceps는 어떨까요? 근육이 세 개의 갈래로 나누어져 있다가 되겠죠? 그리고 영어로 위팔을 brachial이라고 부릅니다. 그렇다면 영어로 biceps brachii는 위팔에 두 갈래로 나누어진 근육이 됩니다. 여기에서 영어로 이 두 개의 갈래를 각각 long head, short head 라고 부르는데요. 그래서 한자 용어인 구용어에서는 위팔이 '상완'이 되고, 영어로 head 즉, 머리가 두 개 있는 '이두근'이라 불러서 '상완이두근'이었습니다. 지금은 근육의 갈래가 두갈래로 나누어져 있다고 하여 '위팔두갈래근'으로 부릅니다. 그렇다면 long head와 short head는 어떻게 바뀌었을까요? 구용어에서는 각각 장두(long head), 단두(short head) 라고 불렀었는데요. 지금은 긴갈래(장두, long head), 짧은갈래(단두, short head) 라고 부릅니다.

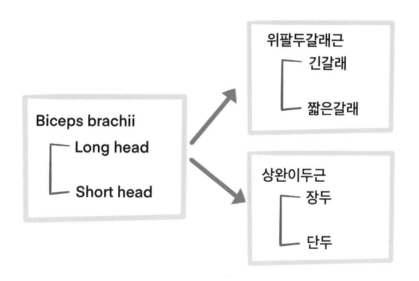

우리가 근육 그림을 보면 빨간색으로 되어있죠? 이 빨간 부분을 **힘살(근복, belly)**이라고 부르고, 양쪽 끝에 **힘줄(건, tendon)**이 붙어있고 이 힘줄이 뼈에 붙어있습니다. 과거에 이 힘줄을 "건"이라고 불렀는데요, 쉽게 생각하시면 아킬레스건을 생각하실 수 있습니다. 현재 우리말로 발꿈치힘줄인데요. 우리 종아리에서 알을 만드는 근육의 끝에 발꿈치힘줄이 있고, 그 발꿈치힘줄이 발꿈치뼈에 붙어있어 까치발을 들면 종아리 알이 만들어져요.

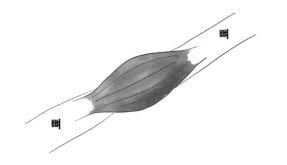

근육은 관절을 사이에 두고 뼈와 뼈에 붙어있으며,
근육 가운데의 빨간부분을 힘살, 하얀색으로 뼈에
붙은 부분을 힘줄이라 한다

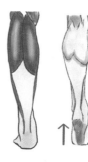

발꿈치를 들어올리면
장딴지근이 수축하며
종아리의 알이 보인다.

우리가 운동을 생각할 때 근육이 붙어있는 위치가 굉장히 중요한데요, 우리 근육이 하나가 있고 양쪽 끝부분의 부착지점을 설명할 때 한쪽을 **이는곳(기시부, origin)**과 다른 한쪽을 **닿는곳(정지부, insertion)**이 라고 부릅니다. 이 근육 부착점의 기준은 해부학적 자세를 기준으로 근육이 수축하였을 때, 주로 고정되어있는 부분, 즉 몸쪽에 가깝게 위치한 부분을 이는곳 이라고 부르고 더 멀리 위치한 부분을 닿는곳 이라고 부릅니다.

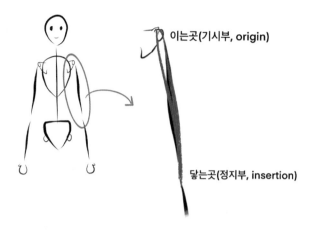

위팔두갈래근의 이는곳과 닿는곳

   그렇지만, 늘 이는곳이 고정돼있는 것은 아닙니다. 위팔두갈래근으로 단순하게 다시 설명해보면 이 근육의 이는곳은 어깨쪽이고 닿는곳은 팔꿈관절을 지나 아래팔에 붙습니다. 그래서 해부학적 자세에서 이 근육이 수축하면, 이는곳이 고정되어있고 닿는곳이 이동하며 팔꿈관절의 굽힘이 일어납니다. 하지만 턱걸이를 할 때는 오히려 이는곳인 어깨가 아래팔로 움직여요. 따라서 **이는곳과 닿는곳은 해부학적 자세를 기준으로 설명하는 것**이라고 이해하면 됩니다. 우리가 이 이는곳과 닿는곳의 위치를 잘 이해한다면, 근육운동을 할 때 고립시키고 원하는 근육을 집중하여 운동하는 데 큰 도움이 될거에요.

   근육이 수축할 때, 우리가 원하는 운동을 주로 일으키는 근육을 작용근(mover)이라 하고, 그와 반대되는 운동을 하는 근육을 대항근(antagonist), 작용근을 도와주는 근육을 협동근(synergist), 움직임 일어날 때 힘을 내거나 움직일 수 있도록 그 부위를 고정하거나 안정화시키는 것을 고정근(fixer) 혹은 안정근(satbilizer)이라고 합니다. 예를 들어 제가 손목관절을 굽히고 싶다면, 손목을 굽히는 근육들이 주작용근(prime mover / agonist)

이 되고, 반대로 손목을 펴주는 근육들이 대항근이되고, 손가락을 굽혀주는 근육들이 손목을 지나가기 때문에 협동근이 되며, 이 운동을 할 때 팔을 고정하고 있는 위팔 뒤의 위팔세갈래근(상완삼두근, triceps brachii)이 고정근, 즉 안정근이 됩니다.

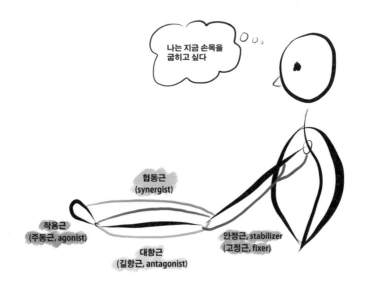

손목굽힘근들이 손목을 굽히는 주작용근이 되고,
손가락을 굽히는 근육이 손목을 지나기 때문에 협동근이 된다.
손목을 굽히는 쪽 반대편에 있는 손목을 펴주는 근육들이 대항근이 되고,
손목을 굽힐수 있도록 팔을 고정시켜주는 위팔 뒤의 위팔세갈래근이 안정근이 된다.

보통 근육이 수축한다고 하면, 근육의 길이가 짧아지는 것을 생각하는데요, 근육이 길어지면서 수축이 일어나는 경우와 길이가 변하지 않는 수축도 있습니다.

핏블리의 피트니스 해부학

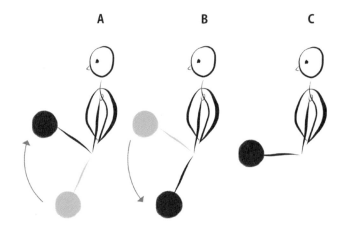

덤벨을 들고 팔을 움직일 때 근육 수축의 종류.
A. 줄어듬수축(동심성수축, concentric contraction),
B. 길어짐수축(편심성수축, eccentric contraction),
C. 제길이수축(등척성수축, isometric contraction)

먼저 근육의 길이가 변하는 등장성수축(isotonic contraction)을 살펴보겠습니다. 그중에서 우리에게 가장 익숙한 근육이 길이가 짧아지면서 수축하는 것을 **줄어듬수축(동심성수축, concentric contraction)**이라고 하고, 반대로 근육의 힘보다 외부의 힘이 더 커서 그 힘에 의해 근육이 길어지며 일어나는 수축을 **길어짐수축(편심성수축, eccentric contraction)**이라고 합니다. 이 길어짐수축은 우리가 랫풀다운을 할 때 당겼다가 제자리로 돌아갈 때 "등에 근육 끝까지 힘주세요!"라고 들어보셨죠? 그러면 근육은 늘어나는데 계속 힘이 들어가고 있어요. 그거라고 생각하면 됩니다.

마지막으로 근육이 일정한 길이를 유지하면서 수축이 일어나는 것을 **제길이수축(등척성수축, isometric contraction)**이라고 하며, 이것은 내 근육이 수축하는 힘과 외부의 힘이 같은, 즉 주작용근과 대항근의 힘이 같아 근육이 짧아지지도 않고 관절의 변화도 없는 상태를 뜻합니다.

그런데 수축은 줄어드는 것인데 어떻게 길이가 길어지고 변하지 않을까요? 통상적으로 근육에서 수축과 활성이라는 단어는 동의어로 흔히 쓰이고 있습니다. 원칙적으로 수축은 줄어듬수축에서 일어나는 운동이지만 활성이라는 단어보다 수축이라는 단어가 익숙하여서 길어짐수축과 제길이수축에서도 사용하고 있습니다.

여기까지 우리가 웨이트 트레이닝 해부학을 배우기 전에 알아야 할 간단한 해부학용어와, 뼈대, 그리고 근육계통에 대해 살펴보았습니다. 다음 장부터는 우리 몸의 부위와 웨이트 트레이닝에 대한 해부학적 내용이 시작됩니다.

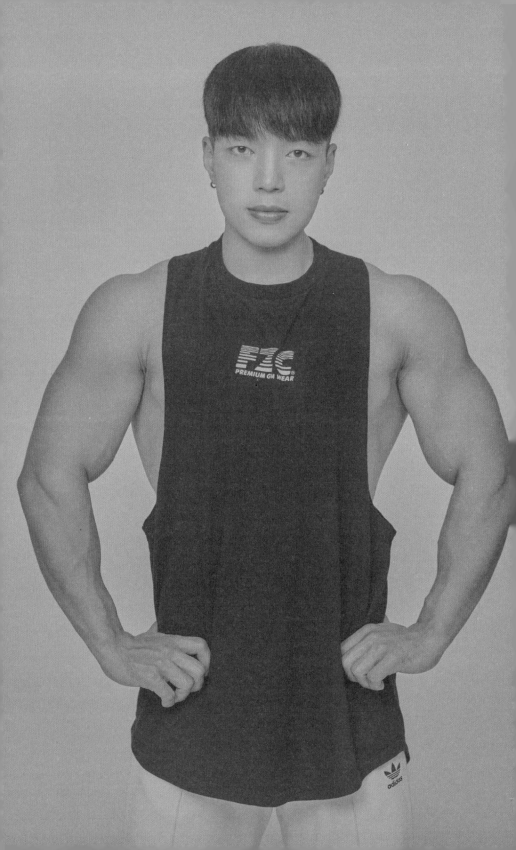

2강
엉덩이 해부학

엉덩관절(고관절, hip joint) 움직임과 엉덩이(볼기, 둔부, gluteal region)의 뼈대와 근육에 대한 해부학적 이해

엉덩이를 키우려면 어떻게 해야할까요?

엉덩이를 구성하는 뼈대계통

엉덩관절의 움직임

엉덩이(볼기)의 근육들

엉덩이를 키우려면 어떻게 해야할까요?

주로 엉덩이를 발달시키기 위해 하는 운동 종류를 살펴보면, 스쿼트, 런지와 같이 앉았다 일어서는 동작, 엉덩관절을 접었다 펴는 굿모닝, 힙 쓰러스트와 같은 운동을 합니다. 또는 케이블 킥 백, 힙 익스텐션 같이 다리를 뒤로 드는 동작이나, 사이드 레그 레이즈처럼 다리를 옆으로 들거나 클램과 같이 다리를 벌리는 동작으로 엉덩이 근육에 자극을 줍니다.

　우리가 엉덩이를 키울 때 하는 운동을 보면, 다리를 고정한 상태로 골반이 움직이거나 반대로 골반을 고정한 상태로 허벅지가 움직여요. 그래서 먼저 엉덩이 운동을 위한 해부학을 공부하기 위해서는 골반의 형태와 관절, 그리고 허벅지에 있는 뼈에 대해 먼저 알아야 합니다.

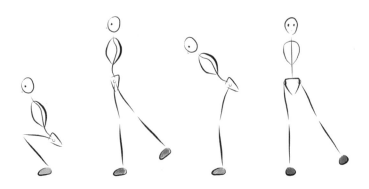

스쿼트, 힙 익스텐션, 굿모닝, 사이드 레그 레이즈 등 다양한 엉덩이 운동들.

엉덩이를 구성하는 뼈대계통

골반(pelvis)은 좌우의 볼기뼈(관골, hip bone)와 척주의 일부인 엉치뼈(천골, sacrum), 그리고 꼬리뼈(미골, coccyx)로 구성되어 있습니다. 드라마나 영화를 보시면, 국립과학수사원에서 신원이 확인되지 않은 뼈를 가지고 누구인지를 확인하는 그런 장면이 종종 나오는데요. 이 골반은 남녀의 차이가 정말 큰 부분이기 때문에, 법의인류학 분야에서 성인 뼈의 성별을 구별하는데 유용하게 사용하는 뼈입니다.

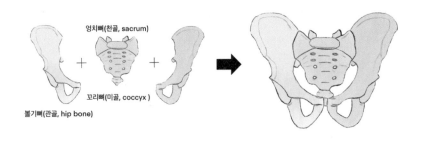

엉치뼈(천골, sacrum)

꼬리뼈(미골, coccyx)

볼기뼈(관골, hip bone)

골반의 위로는 몸통이 있고 아래로는 다리가 있어, 위쪽으로는 배와 등의 근육이 붙고 있으며 아래로는 다리를 움직여주는 근육들이 붙어있어요.

볼기뼈라는 말이 좀 생소하게 느껴질 수 있는데요. "볼기"라는 단어를 국립국어원 표준국어대사전에 검색해보면, "뒤쪽 허리 아래, 허벅다리 위의 양쪽으로 살이 불룩한 부분"이라고 나와 있어요. 즉, 우리가 평소에 엉덩이라고 부르는 그 부분이 사전적 의미로 볼기입니다.

그러면 엉덩이는 어디일까요? 마찬가지로 표준국어대사전을 검색해보면, 볼기를 위, 아래로 나누었을 때, 그 윗부분을 "엉덩이"라고 부르고, 볼기의 아랫부분, 즉 앉으면 바닥에 닿는 부분을 우리는 "궁둥이"라고 부른다고 합니다.

그래서 우리 골반에 있는 양쪽의 뼈를 볼기뼈라고 부르고, 볼기뼈는 위쪽의 엉덩뼈(장골, ilium), 아래뒤쪽의 궁둥뼈(좌골, ischium), 그리고 앞쪽의 두덩뼈(치골, pubis)로 구성되어 있습니다.

가쪽에서 본 볼기뼈(관골, hip bone)의 모습

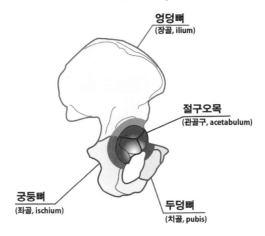

절구오목을 기준으로 위쪽의 엉덩뼈,
앞쪽의 두덩뼈, 아래뒤쪽의 궁둥뼈로 구성되어 있다.

볼기뼈를 옆에서 보면 넙다리뼈와 만나 엉덩관절을 이루는 부분인 절구오목(관골구, acetabulum)이 동그랗게 있어요. 어렸을 때 절구오목을 기준으로 Y자 모양의 연골이 있어 세 개의 뼈로 나누어져 있었고, 성인이 되면서 하나의 뼈가 되었는데, 이를 기준으로 엉덩뼈, 궁둥뼈, 두덩뼈로 나누어 부릅니다.

볼기뼈의 윗부분인 엉덩뼈는 허리에 손을 올렸을 때 손바닥으로 뼈의 윗부분을 만질 수 있는데요, 그 만져지는 부분이 엉덩뼈능선(장골능, iliac crest)이고, 그 아래로 엉덩뼈날개(장골익, ala of ilium)가 있고, 이 날개의 뒷면에 우리 볼기의 큰 근육들이 붙어있어요.

궁둥뼈의 경우 아래쪽에 궁둥뼈결절(좌골결절, ischial tuberosity)이라고 오돌토돌하게 거친면이 있는데, 여기가 의자에 바르게 앉았을 때 의자와 닿는 부분이에요. 우리가 앉았을 때 몸통의 무게를 받쳐주는 곳으로 허벅지 뒤에 있는 근육인 햄스트링이 붙는 부분이기도 해요.

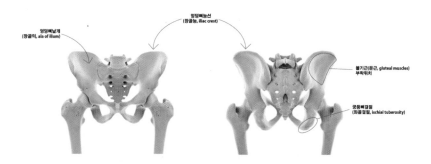

다음으로 **엉치뼈(천골, sacrum)**와 **꼬리뼈(미골, coccyx)**를 살펴볼게요.

이 뼈들은 우리 척주(vertebral column)의 아랫부분에 있는 뼈인데요. 척주는 목뼈(경추, cervical vertebrae), 등뼈(흉추, thoracic vertebrae), 허리뼈(요추, lumbar vertebrae), 엉치뼈, 꼬리뼈가 있고, 그 중 엉치뼈와 꼬리뼈가 골반을 구성해요.

핏블리의 피트니스 해부학

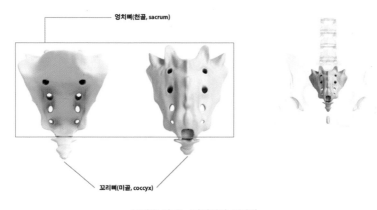

엉치뼈(천골, sacrum)

꼬리뼈(미골, coccyx)

골반을 이루는 엉치뼈와 꼬리뼈

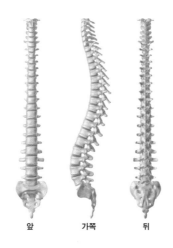

앞   가쪽   뒤

앞, 가쪽, 뒤에서 본
척주(vertebral column)의 모습

엉치뼈는 골반의 뒤부분을 구성하는 삼각형 모양의 뼈에요. 우리가 평소
에 엉덩이라고 생각한 그 둥근 부분의 가운데를 손으로 만지면 딱딱한 뼈가
느껴지실 텐데 거기가 엉치뼈입니다. 그 아래에 꼬리뼈가 붙어있어요.

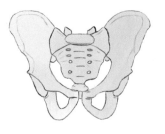
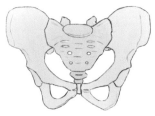

남자 골반   여자 골반

남자골반과 여자골반의 차이

아까 골반은 남녀의 차이가 큰 부분이라고 했어요. 보통 여자는 넓고 짧은 골반을, 남자는 좁고 긴 골반을 가지고 있다고 하는데요. 출산과 관련하여 남녀의 골반 형태의 차이가 발생합니다.

골반에서 위쪽 부분을 형성하고 있는 엉덩뼈의 형태를 보면, 남자의 엉덩뼈는 폭이 좁고 긴 편이고, 여자의 경우는 폭이 넓고 짧아요. 그리고 엉치뼈의 형태에서도 차이가 있는데요. 남자는 좁고 많이 구부러져있다면, 여자의 경우 상대적으로 더 넓고 덜 구부러져있어요. 앞에서 보았을 때 우리 두덩뼈 아래부분에 만들어지는 이 각을 살펴보시면 남자는 검지와 중지로 브이를 만들었을 때와 같이 각도가 좁고, 여자의 골반의 경우 엄지와 검지로 브이를 만들었을 때처럼 각도가 넓어요. 여자의 골반은 럭비공처럼 넓고, 남자의 골반은 농구공처럼 둥글게 생겼다고 생각하면 쉽게 이해가 될거에요. 하지만 모든 여자의 골반이 넓고, 모든 남자의 골반이 좁지는 않아요. 사람마다 차이가 약간씩 있으며, 뼈만 두고 보았을 때, 성별의 차이가 크게 보이지 않는 경우도 있습니다.

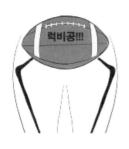

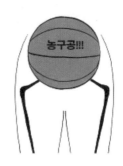

그리고 우리 골반 뒤쪽에 움푹하게 파진 두 개의 오목이 발견되는 경우가 있어요. 엉치뼈와 엉덩뼈가 관절한 뒤쪽에 움푹 파이는 모양이 생기는 분들이 있는 건데요. 주로 여자분들에게 많이 생겨 비너스 오목이라고 부릅니다. 이 오목이 있는 것이 혹은 없는 것이 이상하거나 잘못된 것은 아니에요. 단지 누군가는 눈에 두드러지게 보이고 누군가는 두드러지지 않는 것입니다.

다음으로 허벅지의 긴 뼈인 **넙다리뼈(대퇴골, femur)**를 살펴보겠습니다. 이 뼈의 끝부분은 동그랗게 생겨서 볼기뼈에 절구오목에 쏙 들어가게 되는데요. 사람도 위쪽의 동

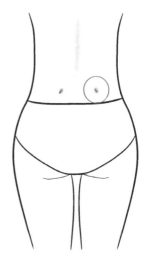

골반 뒤에서
종종 보이는 비너스 오목

그란 끝부분을 머리라고 부르고, 그 아래 얇아진 부분을 목이라고 부르듯 뼈의 끝부분에 이렇게 둥근 부분을 머리라고 합니다. 그래서 넙다리뼈의 끝에 동그란 부분이 넙다리뼈머리(대퇴골두, femoral head)가 되고 그 아래 얇아진 부분을 넙다리뼈목(대퇴골경, femoral neck)이라고 해요.

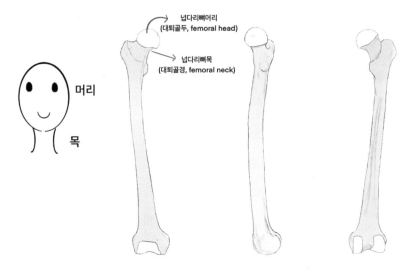

머리

목

넙다리뼈머리
(대퇴골두, femoral head)

넙다리뼈목
(대퇴골경, femoral neck)

넙다리뼈의 앞면, 옆면, 뒷면의 모습

이 넙다리뼈머리가 볼기뼈 옆의 움푹 들어간 절구오목에 쏙 들어가서 엉덩관절을 형성하는데요. 어깨관절과 같은 절구관절 즉, 볼이 소켓에 들어가 있는 관절 형태에요.

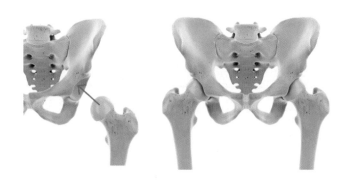

핏블리의 피트니스 해부학

1장에서 설명했던 것처럼 관절면의 형태에 따라 가능한 움직임이 달라지는데, 이 절구관절의 경우 굽힘, 폄, 벌림, 모음, 돌림, 휘돌림이 모두 가능합니다. 그런데 엉덩관절의 경우 어깨와 비교하였을 때, 움직이는 정도가 좀 덜 움직이는 것 같죠? 어깨만큼 마음껏 굽히고 펴고 휘돌리기에 어려움이 있어요. 이렇게 엉덩관절은 어깨에 비해 움직일 수 있는 가동범위는 적지만 체중을 받치기 때문에 더 안정적인 형태를 하고 있습니다. 관절면의 모양을 보면 더 쉽게 이해되는데요. 동그란 골프공으로 예를 들어볼게요. 어깨의 경우 골프티 위에 공이 올려져있는 형태라면, 엉덩관절의 경우 너무 깊지 않은 술잔에 들어가있는 형태라고 보면 돼요.

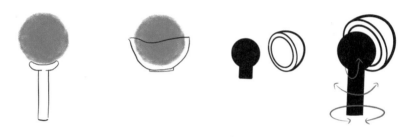

같은 절구관절이지만
형태가 다른 어깨관절과 엉덩관절

절구관절의 형태와 움직임 범위

우리 허벅지 위쪽에서 가쪽을 만지면 엉덩관절 아래로 툭 튀어나온 뼈가 만져져요. 이 부분은 넙다리뼈에 크게 튀어나온 돌기라고 해서 넙다리뼈큰돌기(대퇴골대전자, greater trochanter) 라고 부릅니다.

우리가 엉덩이 운동에서 정말 자주 듣는 단어 중 하나인 중간볼기근(중둔근, gluteus medius)이 여기에 붙습니다.

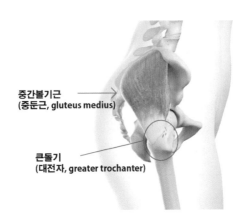

중간볼기근
(중둔근, gluteus medius)

큰돌기
(대전자, greater trochanter)

옆에서 본 중간볼기근

그 만져지는 큰돌기의 위쪽으로 엉덩이가 움푹 꺼진 형태를 우리가 힙딥 (hip dip)이라고 하는데요. 골반의 그림을 보시면 힙딥이 있는 부분에는 뼈가 없습니다. 뼈의 모양을 부분적으로 보지 않고 골반의 전체 모양과 함께 보면 조금 더 이해가 쉬운데요. 골반이 위쪽으로 넓고 아래쪽으로 좁아지는데 엉덩관절은 그 좁아진 부분에 있습니다.

그리고 엉덩관절에서 넙다리뼈목이 사선 밖으로 내려오는 모양이다 보니 골반의 넓은 부분과 넙다리뼈가 붙은 곳 사이에는 단단한 뼈가 없이 근육과 다른 조직들로만 채워져있어요. 그 조직들이 채워진 아래쪽으로 다시 단단한 뼈가 만져지는데 거기가 바로 큰돌기인거죠.

이 골반의 가쪽에서 이 큰돌기까지 붙어있는 즉, 뼈가 없는 부분을 채우고 있는 근육 중에 하나가 바로 중간볼기근이라는 근육입니다.

핏블리의 피트니스 해부학

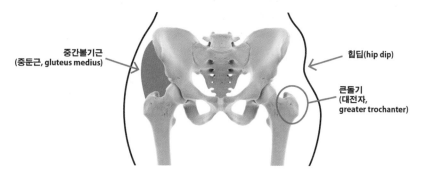

중간볼기근
(중둔근, gluteus medius)

힙딥(hip dip)

큰돌기
(대전자,
greater trochanter)

정면에서 보았을 때 중간볼기근의 위치와 힙딥의 관계

그래서 힙딥을 없애려면, 즉 움푹 들어간 이 공간을 채우려면 중간볼기근 운동을 하세요! 라고 하는거에요. 중간볼기근에 대해서는 뒤에서 다시 자세히 한번 살펴보겠습니다. 힙딥에 대한 고민은 남자분들 보다 여자분들이 좀 더 많이 하실 것 같은데요. 그 이유가 아까 얘기한 남녀 골반 모양 차이 때문이에요. 남자는 좁고 긴 골반 형태를 가진 반면, 여자는 넓고 짧은 골반을 가지다 보니 더 넓은 형태를 하고 있다 보니 상대적으로 이 비어있는 부분이 더 커지는 거죠.

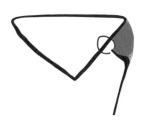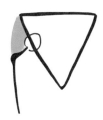

골반너비에 따른 힙딥의 차이

엉덩이 해부학

엉덩관절의 움직임

다음으로 볼 부분은 엉덩관절의 움직임인데요. 엉덩관절은 골반을 기준으로 다리를 움직일 수도 있고, 반대로 다리를 기준으로 골반을 움직일 수 있어요. 즉, 다리를 앞, 뒤, 옆으로 들거나 무릎의 방향을 안쪽과 가쪽을 향하게 돌릴 수도 있지만, 골반을 앞, 뒤 그리고 양옆으로 기울이거나 돌릴수도 있어요.

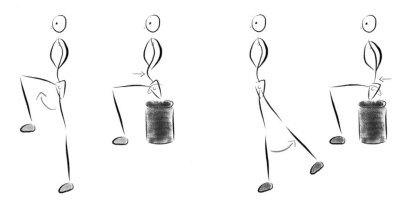

다리를 움직여 엉덩관절의 굽힘과 폄을 할 수도 있고,
골반을 움직여 엉덩관절의 굽힘과 폄도 가능하다.

우리 엉덩관절의 움직일 수 있는 범위는 교과서마다 조금씩 다르게 나와 있지만, 보통 엉덩관절의 굽힘 각도는 무릎을 구부렸을 때는 120° 정도, 무릎을 폈을 때는 90° 정도로 굽힐 수 있습니다. 이 이유는 우리 허벅지 뒤에 있는 넓적다리뒤근육(슬괵근, hamstring)이 무릎을 구부렸을 때 덜 당겨지기 때문에 운동범위가 커질 수 있어요. 다리를 뒤로 차는 동작을 엉덩관절에서는 폄이라고 하는데, 이때 무릎을 펴면 약 20° 정도 폄을 할 수 있어요. 더 많이 들어 지는 경우는 보통 골반이 같이 앞으로 기울어져서 각도가 커진다

핏블리의 피트니스 해부학

고 보시면 됩니다.

　다리를 벌릴 수 있는 각도는 다리 한쪽이 약 15-45° 벌릴수 있고, 양쪽을
합치면 30-90°가 돼요. 물론 훈련을 통해 우리는 이 각도를 더 크게 만들 수
있습니다.

　그리고 허벅지를 안쪽으로 돌리는 것은 30-40° 정도, 가쪽으로 돌리는
것은 30° 정도라고 알려져있어요.

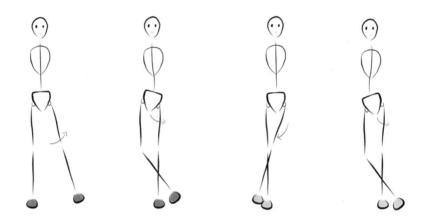

다리를 움직여 엉덩관절의 벌림과 모음을 할 수도 있고,
골반을 기울여 벌림과 모음도 가능하다.

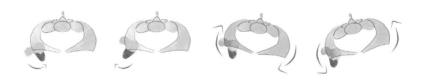

허벅지를 돌려 엉덩관절을 안쪽과 가쪽으로 돌릴수 있고,
골반을 좌우로 돌려 엉덩관절의 돌림을 만들 수도 있다.

엉덩이(볼기)의 근육들

볼기와 엉덩관절 주변에는 생각보다 많은 근육이 붙어요. 하지만 엉덩이 해부학에서는 웨이트로 엉덩이 운동을 할 때 주로 타겟이 되는 볼기근육들에 대해 알아보겠습니다.

과거에 구용어로 둔근이라고 불렀던 근육들을 한글 용어로는 볼기근이라고 부릅니다. 이 볼기근은 총 세 개가 있으며, 크기에 따라 큰, 중간, 그리고 작은볼기근이 있습니다. **큰볼기근(대둔근, gluteus maximus)**은 볼기의 근육 중 가장 표면에 위치하며, 볼기에서 가장 두껍고 큰 근육입니다. 다리를 뒤로 차면 이 큰볼기근이 잘 자극되는데요. 근육의 생김새를 보면 쉽게 이해하실 수 있어요.

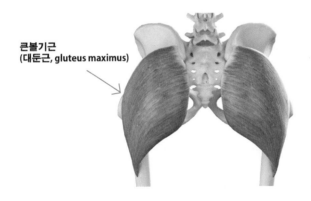

큰볼기근
(대둔근, gluteus maximus)

이 근육이 붙어있는 위치를 보면, 우리 골반 뒤쪽의 엉덩뼈 일부분부터 엉치뼈 꼬리뼈까지 붙어서 사선 아래로 내려가 허벅지 위 뒤쪽에 닿아요. 즉, 근육의 결이 우리 몸에서 사선 방향으로 있습니다.

그래서 몸통을 두고 수축을 하면 허벅지가 뒤로 들리는 **다리의 폄** 운동이 일어나고 무릎이 바깥을 보는 **가쪽돌림**도 가능해요. 반대로 다리를 두고 수축을 하면 **앞으로 기울어진 골반을 바르게 펴주거나 더 수축하면 골반을**

뒤로 눕게 (후방경사) 만들어요. 그리고 만약 오른쪽 다리가 고정된 상태에서 큰볼기근이 수축할 경우, 골반이 왼쪽으로 돌아가요. 그리고 우리가 앉았다 일어나는 동작에서도 엉덩관절은 굽힘과 폄 운동을 하고 이때도 큰볼기근이 사용됩니다.

이러한 큰볼기근의 운동을 해부학적으로 정리해보면, 무릎이 살짝 바깥을 본 상태로 다리를 뒤로 차거나, 굽혀진 엉덩관절을 펴주면 된다는 것이 쉽게 이해가 됩니다.

그럼 이번에는 **중간볼기근(중둔근, gluteus medius)**에 대해 알아볼게요. 볼기의 둥근 부분에서 큰볼기근을 제외한 위가쪽부분에 붙어있는 근육이 바로 중간볼기근이에요

이 중간볼기근 운동으로 다리를 옆으로 드는 사이드 레그 레이즈를 많이 합니다. 그때 "골반을 잘 고정시킨 상태에서 다리를 옆으로 드세요!"라고 하는데요. 그 이유는 바로 이 중간볼기근이 엉덩뼈의 뒷부분에서 넙다리뼈 옆에 튀어나온 큰돌기로 내려가서 닿는 근육이기 때문에 **골반이 좌우로 흔들리지 않게 잘 고정한 상태**에서 다리를 움직이며 운동을 하는 것이에요.

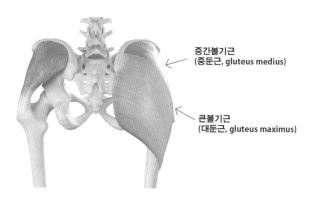

중간볼기근
(중둔근, gluteus medius)

큰볼기근
(대둔근, gluteus maximus)

다리를 이렇게 옆으로 드는 운동을 **벌림(외전, abduction)**이라고 하는데요. 중간볼기근은 엉덩관절의 벌림근 중 가장 큰 근육입니다. 이 근육이 붙

어있는 형태를 보시면, 골반 쪽에 붙은 부분이 넓고 다리에 붙은 부분이 좁은 부채 모양을 하고 있어요. 그래서 근육의 앞, 중간, 뒤부분으로 나누어 기능을 설명할 수 있어요. 크게 보았을 때 중간볼기근은 다리를 옆으로 드는 벌림운동을 하며, 이 중 앞부분은 허벅지를 안쪽으로 돌리는데 관여를 하고, 뒤부분은 반대로 가쪽으로 돌리는데 관여를 하게 됩니다.

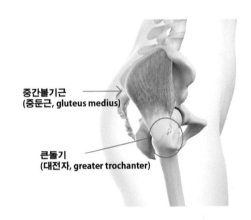

중간볼기근
(중둔근, gluteus medius)

큰돌기
(대전자, greater trochanter)

중간볼기근은 부채 모양으로 생겨있다.

그리고 사이드 레그 레이즈를 하다 보면 들어 올리는 다리 말고 서 있는 반대쪽 다리의 골반 위뒤쪽에 자극이 느껴지는 경우가 있습니다. 이 경우는 반대쪽 중간볼기근이 같이 자극 된건데요. 중간볼기근은 **좌우 골반 높이의 밸런스를 맞춰주는 데 굉장히 중요한 역할을 하는 근육으로 보행에 큰 역할**을 한다고 알려져 있습니다. 자리에서 일어나 엉덩이 위쪽에 손 올리고 한발씩 떼며 천천히 제자리걸음을 해보면, 지지하는 다리 쪽 엉덩이 위쪽에 힘이 들어가는 것이 느껴집니다. 즉, 걸을 때 한쪽 골반이 뚝 떨어지지 않게 지지하는 다리의 중간볼기근이 열심히 일하고 있다는 뜻이에요.

그런데 우리는 중간볼기근이 벌림을 하는 근육이라고 배웠습니다. 그래서 골반의 밸런스를 맞추는 과정이 조금 헷갈릴 수 있는데요. 만약 왼쪽 다

핏블리의 피트니스 해부학

리를 들고 오른쪽 다리로 서 있을 때, 다리를 든 왼쪽 골반이 아래로 떨어졌다고 가정해볼게요. 그러면 그때 지지하는 오른쪽 엉덩관절은 모음 상태입니다. 왼쪽 골반이 떨어지지 않게 하려면 오른쪽 중간볼기근이 벌림을 하여 양쪽 골반의 높이를 맞춰야하는 거죠. 만약 이때 중간볼기근이 제대로 작용을 하지 못한다면 골반은 균형을 잡지 못하고 왼쪽으로 기울어질거에요.

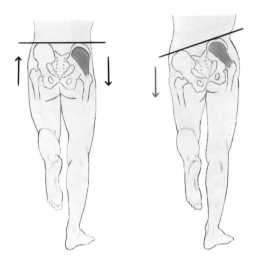

중간볼기근이 제대로 작용할 경우
한쪽다리를 들어도 골반이 기울어지지 않지만,
약화되거나 문제가 있을 경우 골반이 기울어진다.

사이즈 레그 레이즈를 할 때도 우리가 골반을 고정하고 균형을 잡은 상태에서 운동을 하기 때문에 지지하는 다리의 중간볼기근에도 자극이 들어옵니다.

이제 마지막 **작은볼기근(소둔근, gluteus minimus)**이에요. 우리 중간볼기근보다 더 깊이 위치하고 있는 근육으로 엉덩뼈에서는 중간볼기근보다 조금 아래쪽에 붙어있고 마찬가지로 넙다리뼈 큰돌기에 닿지만, 중간볼기근보다는 조금 앞쪽에 닿아요. 그래서 이 근육도 중간볼기근과 함께 다리를 벌리는 역할을 하면서 앞쪽 섬유들은 안쪽돌림과 엉덩관절 굽힘에도 관여를 합니다.

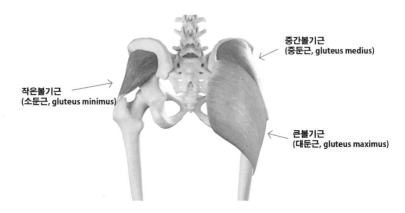

왼쪽은 작은볼기근을 보이기 위해 큰, 중간볼기근을 제거한 모습

여기까지 볼기의 근육 세 개를 살펴보았는데요. 다시 한번 볼기 부분의 전체적인 근육 형태를 보자면 큰볼기근이 엉덩이 전체를 둥글게 채우는 형태가 아닙니다. 큰볼기근은 엉덩이 가운데에서 사선으로 내려오면서 허벅지 위쪽에 붙기 때문에 엉덩이의 위가쪽을 채우고 있지 않고, 대신 그 부분에 중간볼기근이 위치하고 있습니다. 우리가 엉덩이 양옆에 움푹 들어간 힙딥을 없애고 옆으로 매끈하고 둥근 골반라인을 가지고 싶어서 힙딥 운동을 검색해보면 "중간볼기근 운동을 하세요!" 라고 흔히 볼 수 있었던 이유가 이제는 쉽게 이해될거에요.

핏블리의 피트니스 해부학

스쿼트와 엉덩이

대표적인 하체 운동 중 하나로 스쿼트를 많이 하는데요. 엉덩이를 발달시키기 위해 스쿼트를 하는데 다리에만 너무 자극이 온다, 스쿼트가 엉덩이 운동이 맞는건가? 하는 의문이 들 수 있습니다. 결론적으로 스쿼트는 엉덩이만 타겟으로 하는 운동이 아니기 때문에 허벅지에도 자극이 오는 것이 맞습니다. 다만, 그럼에도 불구하고 엉덩이의 근육 발달에 굉장히 좋은 운동인데요.

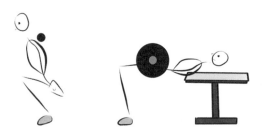

백 스쿼트(back squat)와 힙 쓰러스트(hip thrust)

2020년에 International Journal of Sports Medicine에 게재된 논문을 한번 살펴볼게요. 백 스쿼트로 훈련을 한 그룹과 힙 쓰러스트로 훈련을 한 그룹의 허벅지 앞쪽 근육과 엉덩이 근육의 발달 차이를 연구해본 결과인데요.

12주간 훈련하고 근육의 두께를 비교해본 결과, 우선 두 그룹 모두에서 엉덩이에 있는 큰볼기근의 두께가 유의하게 증가했습니다. 허벅지 앞쪽의 근육의 경우 백 스쿼트 그룹은 12.2% 증가하고 힙 쓰러스트 그룹은 2%만 증가했어요. 이 결과만 보면 '힙 쓰러스트는 엉덩이 근육이 커지는 운동이고, 스쿼트는 허벅지 앞쪽 근육이 커지는 운동이구나,' 라고 생각할 수 있는데요.

이 연구 결과를 좀 더 살펴보면 백 스쿼트으로 훈련한 그룹은 큰볼기근이 9.4% 증가했고, 힙 쓰러스트 그룹은 3.7% 만 증가하였어요. 즉, 힙 쓰러스트는 허벅지 앞쪽 발달에 비해 엉덩이 근육 발달에 조금 더 좋았지만, 백 스쿼트와 비교했을 때 큰볼기근이 두꺼워지는 정도가 훨씬 적었어요. 그래서 엉덩이만 두고 보면 백 스쿼트가 엉덩이 발달에 더 큰 효과가 있는 것으로 나타났습니다.

	백스쿼트 (back squat)	힙쓰러스트 (hip thrust)
넙다리네갈래근 (대퇴사두근, quadriceps femoris)	12.2% ↑	2.0% ↑
큰볼기근 (대둔근, gluteus maximus)	9.4% ↑	3.7% ↑

Barbalho M et al. (2020)

왜 스쿼트가 좋은 하체 운동인지 해부학적으로 더 알아보고 싶으신 분들은 스쿼트 해부학을 참고해주세요!

- 우리가 흔히 엉덩이라고 말하는 부위를 볼기라고 부르며 볼기의 위쪽을 엉덩이, 아래쪽을 궁둥이라고 부른다.

- 볼기 부분은 골반 (좌우 볼기뼈 + 엉치뼈 + 꼬리뼈)과 넙다리뼈가 있다

- 볼기뼈와 넙다리뼈가 만나 엉덩관절을 이룬다.

- 엉덩관절의 움직임은 굽힘, 폄, 벌림, 모음, 안쪽돌림, 가쪽돌림이 가능하다.

- 볼기에 위치한 근육은 엉덩관절을 가로질러 붙어있기 때문에, 엉덩관절의 움직임을 통해 엉덩이 근육을 발달시킬 수 있다.

- 대표적인 볼기근으로는 큰, 중간, 작은볼기근이 있다.

- 다리를 움직여 볼기근 운동을 할 때는 골반을 고정시킨 채로 허벅지를 움직이며 운동을 해야 효율적이다.
  (e.g: 사이드 레그레이즈, 케이블 킥백 등)

- 다리를 고정하고 엉덩관절의 굽힘과 폄을 통해 운동을 하는 경우, 다리의 중심축이 앞뒤로 흔들리지 않도록 다리를 잘 고정시켜 근육의 부착지점을 고립시킨 다음 운동을 해야 효율적이다.
  (e.g: 굿모닝, 힙 타겟 데드리프트 등)

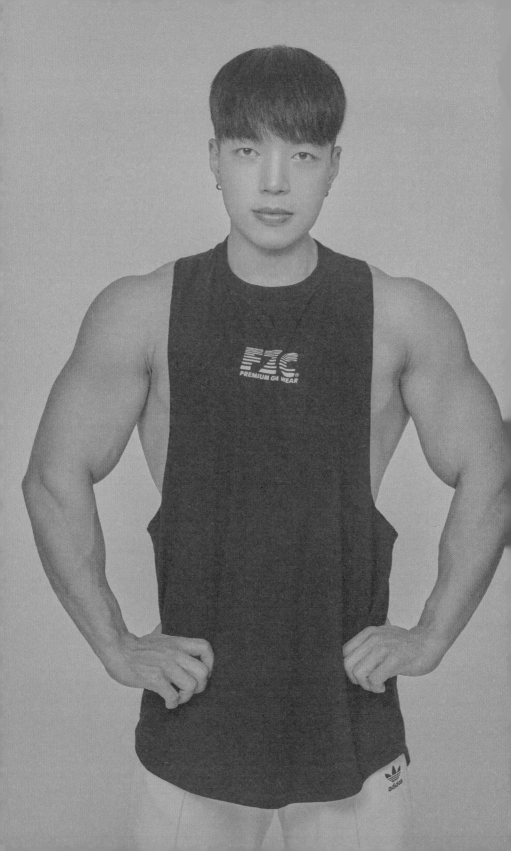

3강
허벅지 해부학

허벅지(넓적다리, 대퇴부)에 있는
뼈와 근육에 대한 해부학적 이해

건강의 상징 허벅지!?

넓적다리의 뼈대와 무릎관절

허벅지의 근육들

건강의 상징 허벅지!?

건강과 관련된 뉴스 기사를 보면 건강에 정말 중요한 것이 바로 "허벅지에 있는 근육의 두께다!"라는 말이 많이 나와요. 허벅지의 근육이 많으면 성인 병이 예방된다는 이야기도 있습니다.

우리가 헬스장에서 주로 허벅지 운동을 할 때는 하체를 전반적으로 단련해주는 스쿼트를 하기도 하고, 허벅지 앞쪽만을 타겟으로 운동을 할 때는 무릎을 펴는 운동인 레그 익스텐션을 해요. 그리고 뒤쪽을 타겟으로 하는 운동을 할 때는 무릎을 굽히는 레그 컬, 또는 스티프 데드리프트처럼 엉덩관절을 움직이는 운동을 합니다.

그리고 허벅지 안쪽 운동으로는 앉아서 다리를 모으는 어덕션 이라는 기구를 이용하여 앉아서 다리를 모으며 허벅지 안쪽의 운동을 합니다. 혹은 와

이드 스쿼트를 열심히 하고 난 다음 날 허벅지 안쪽의 자극을 느낀 경우도 있을 거에요.

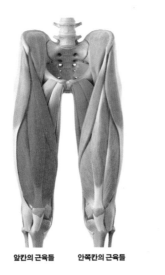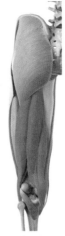

앞칸의 근육들　　안쪽칸의 근육들　　　　　뒷칸의 근육들

　해부학에서 이 허벅지를 한글 용어로 넓적다리라고 하는데요. 허벅지 해부학에서는 넓적다리 근육운동을 위해 우리가 알아야 할 근육의 부착 위치와 그에 따른 움직임 그리고 무릎관절에 대해 알아보겠습니다.

넓적다리의 뼈대와 무릎관절

넙다리뼈(대퇴골, femur)는 허벅지에 있는 긴 뼈로 우리 몸의 뼈 중 가장 길고 무거운 뼈입니다. 위쪽 부분의 넙다리뼈머리(대퇴골두, femoral head)는 골반을 이루는 볼기뼈(관골, hip bone)와 만나 엉덩관절(고관절, hip joint)을 이루고, 아래에 있는 안쪽관절융기(내측과, medial condyle), 가쪽관절융기(외측과, lateral condyle)는 종아리에 있는 정강뼈(경골, tibia)와 만나

　　　　　　　　　　　　　　　　　핏블리의 피트니스 해부학

무릎관절을 이루고 있어요. 엉덩관절의 경우 엉덩이 해부학에서 많이 다루었기 때문에, 여기서는 생략을 하고 넘어가겠습니다.

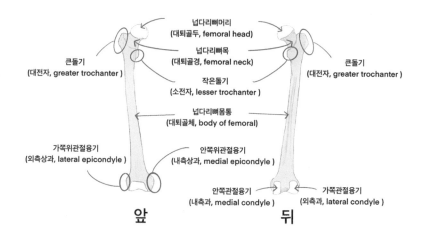

<table>
</table>

| 앞 | 뒤 |

우리 넙다리뼈의 경우 위쪽에 동그란 넙다리뼈머리와 머리 아래에 얇아진 넙다리뼈목(대퇴골경, femoral neck)이 있고, 그 아래로 길게 뻗은 넙다리뼈몸통(대퇴골체, body of femur) 부분이 있어요. 이 넙다리뼈머리의 중심과 넙다리뼈목으로 연결하는 선을 하나 긋고, 몸통 부분에 긴 선을 그어 두 개의 선을 연결하면, 이마면(관상면, frontal plane)에서 각도가 하나 생겨요.

이 각도를 넙다리뼈의 기울기각 (inclination) 혹은 경사각이라고 부르는데요. 갓난아기 때는 약 150° 정도의 각도를 가지고 있다가 나이가 들면서 그 각도가 작아져서 평균 125° 정도를 형성합니다. 그리고 더 나이가 많아지면 각도가 더 줄어들며 120° 정도가 되는데요. 남자와 여자의 골반의

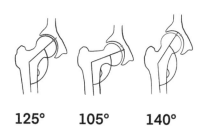

넙다리뼈의 기울기각 (inclination of femur)

너비가 다른 만큼 엉덩관절을 이루는 부분에도 영향이 있어, 이 각도는 보통 여자의 각이 남자보다 더 작습니다.

우리 넙다리뼈의 몸통에는 허벅지의 많은 근육이 붙어있습니다. 그리고 아래로 내려오면 우리 정강이에 있는 두 개의 뼈 중 정강뼈(경골, tibia)와 만나서 무릎관절(슬관절, knee joint)을 이뤄요.

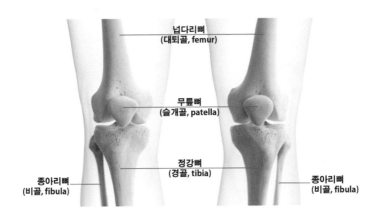

정강뼈는 종아리에서 안쪽부분을 차지하고 있는 큰 뼈고, 나머지 하나인 종아리뼈(비골, fibula)는 가쪽에 있는 얇은 긴 뼈에요. 이 부분에 대한 자세한 설명은 종아리 해부학에서 설명되어 있으니 종아리 해부학에서 더 정확히 공부하실 수 있습니다. 그리고 무릎에서 쉽게 손으로 만져 확인할 수 있는 동그란 뼈가 하나 있는데요. 이 뼈는 **무릎뼈**(슬개골, patella)라고 부르는 뼈입니다. 이 무릎뼈는 허벅지 앞에 있는 큰 근육인 넙다리네갈래근(대퇴사두근, quadriceps femoris)의 힘줄 속에 있는 밤톨 같은 모양의 뼈로 이 무릎뼈의 뒷면이 넙다리뼈와 만나 넙다리뼈와 관절하고 있습니다.

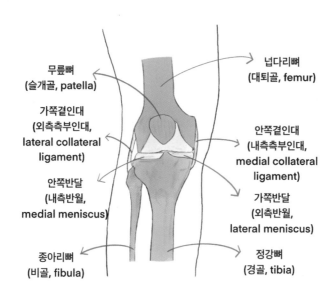

무릎뼈
(슬개골, patella)

넙다리뼈
(대퇴골, femur)

가쪽곁인대
(외측측부인대,
lateral collateral
ligament)

안쪽곁인대
(내측측부인대,
medial collateral
ligament)

안쪽반달
(내측반월,
medial meniscus)

가쪽반달
(외측반월,
lateral meniscus)

종아리뼈
(비골, fibula)

정강뼈
(경골, tibia)

이제 **무릎관절**에 대해 조금 알아볼게요. 우리가 생각하는 무릎이라는 부위에는 넙다리뼈와 종아리에 있는 두 개의 뼈인 정강뼈, 종아리뼈, 그리고 무릎 앞에 있는 무릎뼈가 있어요. 이 중 넙다리뼈에서 내려오는 우리의 체중을 지탱하는 뼈는 정강뼈뿐입니다. 종아리뼈는 넙다리뼈와 직접 관절하지 않고, 정강뼈의 살짝 아래 뒤가쪽에 붙어있어요.

무릎관절은 넙다리뼈와 정강뼈 사이에 이루어진 경첩관절인데요. 제일 첫 장에서 설명했듯이 경첩관절은 굽힘과 폄이 한쪽 방향으로만 일어나는 관절의 형태에요. 그런데 무릎에서는 완전히 한쪽 방향으로만 일어나진 않고, 굽힘과 폄이 둘 다 일어나는데요. 무릎의 굽힘은 120 - 150° 사이로 일어나고, 폄이 5 - 10° 사이로 일어나요. 그래서 거의 굽힘이 크게 일어나는 경첩관절이에요. 그런데 간혹 5 - 10° 보다 더 펴지는 경우도 있는데요. 이것은 무릎이 정상범위보다 과도하게 펴지는 현상입니다. 우리 몸을 옆에서 봤을 때 무릎이 허벅지 라인에서 뒤로 들어가고 무릎 뒤쪽이 많이 튀어나온 다리 형태가 있는데, 그러한 무릎을 흔히들 back knee(과신전, hyperextension)라고 부릅니다. 사실 내 무릎이 정상 가동범위 이상으로 펴진다고 하여 무릎을 과하게 펴는 것은 좋지 않아요. 과하게 펴면 오히려 부상의 위험이 커집니다. 우리 무릎관절은 경첩관절이기는 하지만 약간의 돌림운동도 일어나서, 안쪽으로 약 10° 정도, 가쪽으로 30° 에서 40° 정도 일어납니다. 무릎은 구조상 폈을 때 더 단단히 잠기기 때문에 상대적으로 느슨해진 굽힘상태에서 돌림의 양이 증가하게 돼요.

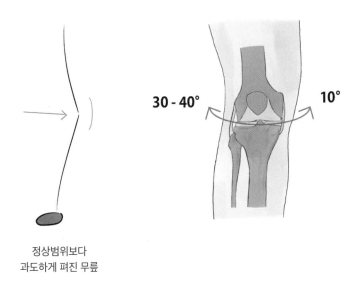

정상범위보다
과도하게 펴진 무릎

무릎관절을 이루는 뼈대만 보면 정강뼈 위에 그냥 넙다리뼈가 올려져 있는 형태에요. 즉, 앞, 뒤, 좌, 우로 잡아줄 수 있는 뼈대가 없어요. 그래서 무릎관절의 이러한 불안정함은 주변의 인대가 잘 보강해주고 있습니다. 무릎의 좌우 탈구를 막는 중요한 인대가 있는데요. 과거에는 측부인대, 현재는 곁인대라고 부릅니다. '내 곁에 있다.'라고 하는 것처럼 곁에 있는 인대라고 생각하시면 쉬울 것 같아요. 그래서 무릎의 안쪽 옆에 있는 것이 안쪽곁인대(내측측부인대, medial collateral ligament), 가쪽 옆에 있는 것을 가쪽곁인대(외측측부인대, lateral collateral liagment)라고 합니다.

반면, 무릎의 앞뒤 탈구를 막는 것은 십자인대입니다. 곁인대는 옆에서 쉽게 보이는데, 십자인대는 무릎관절 안에 있어서 쉽게 보이지 않아요. 무릎관절을 연 뒤, 무릎을 굽히면 더 자세히 볼 수 있는데요. 십자인대는 무릎관절 안에서 넙다리뼈와 정강뼈를 위아래로 연결하여 앞, 뒤 탈구를 막는 역할을 하는 인대입니다. 여기서 십자의 모양은 더하기 모양 말고 곱셈 모양이에요. 넙다리뼈의 아래쪽에 보면 가운데 움푹 파인 부분이 있어요. 그 부분의 가쪽에서 정강뼈 윗면의 앞쪽으로 앞십자인대(전방십자인대, anterior cruciate ligament)가 붙어있어요. 반대로 넙다리뼈 움푹 파인 곳 안쪽에서 정강뼈 윗면의 뒤쪽으로 붙어있는 인대가 뒤십자인대(후방십자인대, posterior cruciate ligament)에요. 그래서 이 십자인대들이 붙어있는 형태가 위에서는 양 옆으로, 아래에서는 앞뒤로 붙어있기 때문에 무릎의 앞뒤 탈구를 막아주는 겁니다.

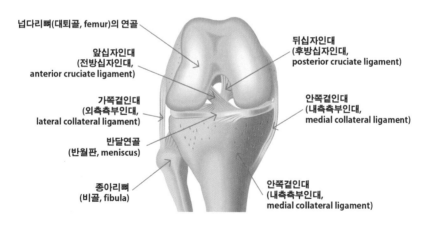

넙다리뼈(대퇴골, femur)의 연골

앞십자인대
(전방십자인대,
anterior cruciate ligament)

가쪽곁인대
(외측측부인대,
lateral collateral ligament)

반달연골
(반월판, meniscus)

종아리뼈
(비골, fibula)

뒤십자인대
(후방십자인대,
posterior cruciate ligament)

안쪽곁인대
(내측측부인대,
medial collateral ligament)

안쪽곁인대
(내측측부인대,
medial collateral ligament)

무릎을 굽힌 상태에서 본 무릎의 인대

그리고 무릎관절 사이에는 중요한 구조물인 반달연골(반월판, meniscus) 있는데요. 과거에는 반월판, 혹은 반월상연골이라고 불렀어요.

이 반달연골은 말 그대로 반달모양으로 생긴 연골이 넙다리뼈와 정강뼈 사이 안쪽과 가쪽에 있어서 이름 붙여진 연골이에요. 반달연골의 일차적 기능은 넙다리뼈에서 정강뼈로 내려오는 압력을 감소시키는 것인데요. 무릎에서 압박력은 걸을 때 거의 체중의 2.5에서 3배, 계단을 오를 때는 체중의 4배 이상이 전달됩니다. 반달연골이 이러한 압력을 감소시켜주는 중요한 무릎의 구조물이에요.

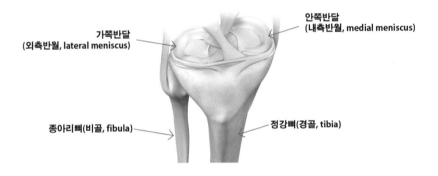

안쪽반달
(내측반월, medial meniscus)
가쪽반달
(외측반월, lateral meniscus)
종아리뼈(비골, fibula)
정강뼈(경골, tibia)

그리고 우리 몸의 관절면에는 연골이라는 것이 덮고 있어요. 그래서 연골끼리 계속 닿아서 충격이 가해지면 이 연골이 닳을 수도 있는데요. 넙다리뼈의 연골과 넙다리뼈 앞에 있는 무릎뼈의 연골이 닳을 수도 있고, 반달연골이 찢어지거나 할 수도 있습니다. 사실 나이가 듦에 따라 이러한 연골의 문제가 많이 발생할 수도 있지만, 나이와 관계없이 무릎 사용의 빈도에 따라 발생할 수도 있어요.

넙다리뼈의 위쪽에 생기는 경사각은 강의 초반에 말씀드린 것처럼 평균 125° 정도를 가지고 있어요. 무릎쪽으로 내려가서 넙다리뼈와 정강뼈의 각도를 살펴보면, 넙다리뼈의 몸통은 안쪽으로 기울어져 있지만, 몸쪽 정강뼈

핏블리의 피트니스 해부학

는 거의 수평이에요. 그래서 넙다리뼈몸통의 선과 정강뼈의 긴 선을 연결하여 다리의 가쪽에서 형성되는 각을 보면 평균 170-175°라고 합니다. 이 각도가 180° 이상일 때, 즉 정면에서 보았을 때 무릎이 바깥쪽에 있는 다리 형태가 흔히 말하는 O자 다리고, 이건 밖굽이무릎(외반슬, genu varum) 이라고 합니다. 반대로 이 각도가 170° 이하일 때, 즉 정면에서 보면 무릎이 안쪽으로 많이 들어와 있는 다리 형태가 흔히 말하는 X자 다리에요. 이걸 안굽이무릎(내반슬, genu valgum) 이라고 해요.

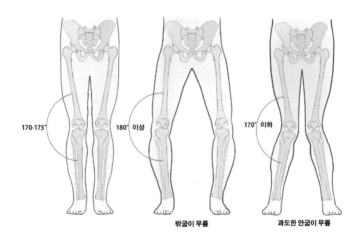

허벅지의 근육들

우리 허벅지를 움직이는 근육들을 살펴볼게요. 먼저, 넙적다리를 몸쪽으로 들어 올리는 엉덩관절의 굽힘을 하는 근육들이 있어요. '장요근'이라고 많이 들어보셨을 것 같은데요. 이 근육은 배 안 쪽의 깊숙한 허리뼈에서부터 아래로 내려와 골반의 앞쪽을 지나 넙다리뼈의 위쪽에 붙어요. 특히 '장요근을 스트레칭 하세요!'라는 이야기를 많이 하는데요. 지금은 엉덩허리근(장요근,

iliopsoas)이라고 부릅니다.

엉덩허리근은 두 개의 근육을 하나로 합쳐 부르는 말인데요. 하나는 엉덩근(장골근, iliacus)이라 부르고 다른 하나는 큰허리근(대요근, psoas major)이라고 부릅니다. 사실 우리 해부학용어를 보면 단순한 부분이 있는 데요. '큰'이라는 단어가 붙은 용어가 있다면 '작은'이라는 단어가 붙은 똑같은 용어가 있어요. 즉, 큰허리근이 있다는 것은 작은허리근(소요근, psoas minor)이 있다는 뜻인데요. 이 작은허리근은 엉덩허리근에 포함시키지 않습니다. 왜냐하면, 큰허리근과 엉덩근은 함께 만나 넙다리뼈에 붙지만 작은 허리근은 볼기뼈에 붙기 때문입니다.

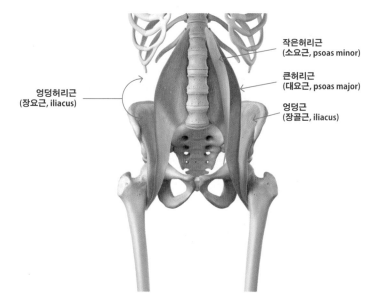

엉덩허리근을 따로 분리해서 보면, 큰허리근은 우리 몸의 척추뼈에서부터 붙어있습니다. 우리 몸에는 등뼈가 총 열두 개가 있는데요. 그 중 마지막인 열두째 등뼈에서 아래로 쭉 내려와 넙다리뼈의 안쪽에 있는 작은돌기까지 붙어있는 근육이에요. 등뼈 열두 개 아래로는 허리뼈가 다섯 개 있는데요. 주로 허리뼈 쪽에 붙어서 아래로 내려온다고 생각하면 돼요. 허리의 디스크를 포함한 열두째 등뼈와 모든 허리뼈의 가로돌기라는 척추의 가쪽으로 튀어나온 부분에 붙어서 골반 앞을 지나 넙다리뼈 작은돌기에 엉덩근과 함께 붙어요. 엉덩근은 골반의 안쪽에 오목한 부분에서 골반 앞쪽을 지나 아래로 내려와서 큰허리근과 함께 넙다리뼈의 작은돌기에 붙어요. 엉덩이 해부학에서 설명했던 볼기뼈의 세 개 부분 중 엉덩뼈에 해당하는 부분에 붙어있기 때문에 엉덩근이라고 불러요. 이렇게 엉덩허리근은 상체와 하체를 연결하는 근육이기 때문에 상체가 고정되어 있을 때 다리를 몸쪽으로 들어올리고, 반대로 다리가 고정되어 있을 때 골반을 앞으로 기울이는데 큰 역할을 합니다.

작은허리근이라고 불리는 근육은 큰허리근 바로 앞에 놓여있으며 이 근육은 넙다리뼈까지 내려가지 않고 골반 위앞쪽에 붙습니다. 그래서 양쪽 근육이 같이 작용하면 엉덩허리근과 반대로 골반이 뒤로 기울어질 수 있어요. 그런데 이 근육은 아주 작은 근육이고 간혹 이 근육이 없는 사람도 있습니다.

해부학적으로 넓적다리의 근육을 나누어 설명할 때 앞칸과 안쪽칸, 그리고 뒤칸의 근육으로 나누어 설명하고, 각각의 칸마다 근육들의 기능이 각자 달라요.

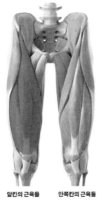
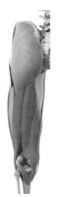

앞칸의 근육들　　안쪽칸의 근육들　　　뒷칸의 근육들

넓적다리의 근육들

그런데 해부학적으로는 넓적다리에서 가쪽칸을 따로 얘기하지는 않아요. 그러나 골반 가쪽의 엉덩뼈 부분에 있는 근육으로 **넙다리근막긴장근(대퇴근막장근, tensor fascia latae)**이 있고 이 근육은 아래로 **엉덩정강띠(장경인대, iliotibial track)**라고 하는 두꺼운 띠에 부착해있어요.

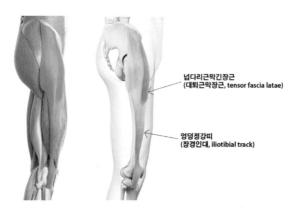

넙다리근막긴장근과 엉덩정강띠

우리 허벅지에는 근육을 싸고 있는 근막이라고 하는 것은 다른 부위에 비해 굉장히 단단하고 두꺼운데요. 엉덩정강띠는 이 넙다리근막의 일부로 다리 가쪽으로 두껍고 길게 있어요. 해부학적 자세에서 넙다리근막긴장근은 엉덩관절의 일차적 굽힘과 벌림을 역할을 합니다.

허벅지에 있는 넙다리뼈가 길듯이 붙어있는 근육들도 길게 있는 편인데요. 우리가 정면에서 허벅지를 보았을 때 보이는 근육은 허벅지 앞쪽에 있는 근육과 안쪽에 있는 근육이 보여요. 그런데 뒤로 돌아서 보았을 때도 허벅지 뒤쪽 햄스트링뿐만 아니라 안쪽에 있는 근육 중 가장 큰 근육도 함께 보입니다.

보디빌더들의 정면사진을 보면 허벅지에 사선으로 길게 가로지르는 근육을 볼 수 있는데요.

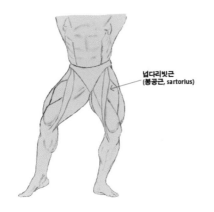

넙다리빗근
(봉공근, sartorius)

그 근육을 기준으로 앞칸과 안쪽칸으로 나눌 수 있어요. 먼저 앞칸의 근육부터 설명해 볼게요. **넙적다리의 앞칸**에는 주로 무릎을 펴는 근육이 있으며, 아까 말한 사선으로 길게 가르는 넙다리빗근과 허벅지 앞쪽의 큰 근육인 넙다리네갈래근이 있습니다.

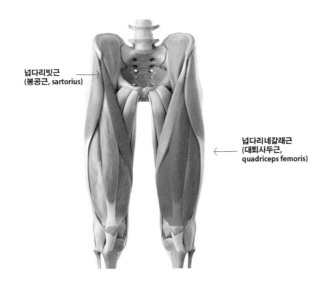

넙다리빗근
(봉공근, sartorius)

넙다리네갈래근
(대퇴사두근,
quadriceps femoris)

넙다리네갈래근(대퇴사두근, quadriceps femoris)의 경우 무릎의 폄에 큰 역할을 하며, 보행에 없어서는 안 되는 중요한 근육입니다. 이 근육의 이름에서 네갈래근(사두근) 이라는 말은 근육이 네갈래로 나누어져 있는데 위쪽에서는 분리되어 있고, 아래로 내려오며 이 네갈래가 하나로 합쳐진다는 뜻이에요. 사실 우리 몸에 다른 여러 갈래의 근육들은 각 갈래들의 명칭이 긴갈래, 짧은갈래 혹은 안쪽갈래 가쪽갈래와 같이 부위나 형태에 따라 단순하게 나뉘는데, 넙다리네갈래근의 경우에는 네 개의 갈래가 각각 명칭을 다르게 가지고 있어요. 넙다리네갈래근의 명칭은 **넙다리곧은근, 안쪽넓은근, 중간넓은근** 그리고 **가쪽넓은근** 이렇게 **네 개의 갈래**로 구성되어 있습니다.

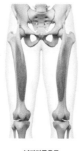
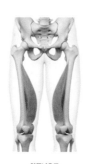
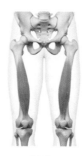
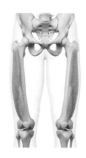

넙다리곧은근
(대퇴직근, rectus femoris)

안쪽넓은근
(내측광근, vastus medialis)

중간넓은근
(중간광근, vastus intermediate)

가쪽넓은근
(외측광근, vastus lateralis)

넙다리곧은근의 경우 네갈래 중 가장 표면에서 가운데있고, 다른 근육들에 비해 두께가 조금 얇습니다. 이 근육은 나머지 세 개의 갈래들과는 달리, 골반에서 시작되어 아래로 내려가며 무릎 근처에서 나머지 근육들과 함께 네갈래근힘줄을 형성하여 무릎뼈를 지나 무릎인대로 되어 정강뼈 위 앞쪽에 툭 튀어나오면 거친면에 연결됩니다. 그래서 무릎을 펴는 것 뿐만 아니라 엉덩관절의 굽힘에도 관여를 해요. 나머지 근육들 세 개를 보면 '넓은근'이라는 이름을 가지고 있는데요. 위치에 따라 넙다리곧은근과 겹쳐있는 즉, 근육의 가운데 있는 근육을 중간에 있는 넓은 근육이라 하여 중간넓은근이라 부르고, 그 안쪽과 가쪽으로 안쪽넓은근과 가쪽넓은근이 있어요. 이 넓은근들은 넙다리뼈의 위쪽에 붙어서 아래로 내려오며 네갈래근힘줄을 형성하여 무릎뼈를 지나 무릎인대로 되어 정강뼈의 거친면에 연결되며, 안쪽넓은근과 가쪽넓은근의 경우 근육의 결이 각각 사선으로 생겨있어요.

방금 설명해 드린 것처럼 아래에서 합쳐진 힘줄은 무릎뼈를 덮고 내려가

핏블리의 피트니스 해부학

정강뼈위쪽의 정강뼈거친면에 부착하는데요. 즉, 허벅지에서 무릎관절을 지나 종아리의 앞쪽에 붙기 때문에, 넙다리네갈래근이 수축하면 무릎이 펴져요. 이 넙다리네갈래근의 부착지점을 설명하며 무릎인대라는 단어가 나왔는데요. 넙다리네갈래근의 힘줄이 내려오다 무릎뼈를 지나 정강뼈 부착부위에 닿는 부분, 즉 뼈와 뼈가 연결된 이 부분을 무릎인대라고 따로 부릅니다.

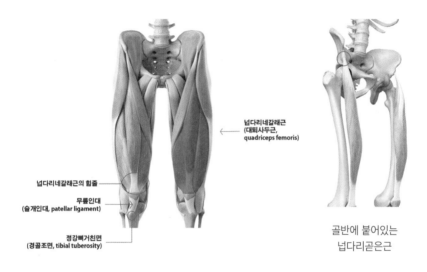

넙다리네갈래근
(대퇴사두근,
quadriceps femoris)

넙다리네갈래근의 힘줄

무릎인대
(슬개인대, patellar ligament)

정강뼈거친면
(경골조면, tibial tuberosity)

골반에 붙어있는
넙다리곧은근

　다음으로 볼 근육은 넙다리앞칸을 사선으로 가로지르는 **넙다리빗근(봉공근, sartorius)**입니다. 이 근육은 우리 몸에서 가장 긴 근육이라고 이야기합니다. 과거에 불렸던 봉공근이란 명칭에서 봉공이라는 단어가 평소에 잘 쓰이는 단어는 아니라 어떤 의미가 있는지 궁금할 수 있는데요. 이 근육의 이름이 영어로 sartorius라고 하는데, 라틴어로 재봉사를 뜻하는 sartor에서 유래되었어요. 왜냐하면 재봉사들이 흔히 하는 자세인 다리를 꼬아 앉는 자세를 했을 때 엉덩관절과 무릎관절이 함께 굽혀지며 이 근육이 자극되었기 때문입니다. 한자어로 봉공근인 이유는 봉공이 군대에서 바느질을 하던 군

사를 뜻하기 때문입니다. 한자어가 조금
생소하다보니 한글 용어로는 넙다리를
사선으로 가로지르는 근육이라 하여 넙
다리빗근이라고 부릅니다.

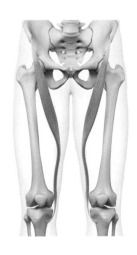

엉덩뼈능선을 따라 조금 앞쪽으로 내
려오면 손으로 만졌을 때 뾰족하게 튀어
나온 부분이 만져지는데, 이 부분은 엉덩
뼈의 위앞쪽에 가시처럼 튀어나온 부분
이라 하여 위앞엉덩뼈가시(전상장골극,
anterior superior iliac spine)라고 부릅
니다. 이 위앞엉덩뼈가시에서 넙다리빗근이 시작되어 아래로 내려와 정강
뼈 위 안쪽에 붙습니다.

그래서 위쪽으로는 엉덩관절을 지나가고 아래쪽에서도 무릎관절을 지나
가기 때문에, 이 근육이 수축하면 엉덩관절과 무릎관절의 굽힘이 일어나요.
그리고 이 근육이 골반에서 사선으로 내려가는 근육이기 때문에 엉덩관절에
서 가쪽돌림과 모음이 일어나고, 무릎에서 안쪽돌림이 일어납니다. 이 동작
을 차례로 해보면 다리가 정말 재봉사처럼 꼬여 있어요.

다음으로 **넓적다리의 뒤칸**에 있는 근육들을 볼게요. 이 근육들은 **넓적다
리뒤근육(슬괵근, hamstring)**이라고 묶어 부르며, 엉덩관절의 폄과 무릎관
절의 굽힘을 합니다. 총 세 개의 근육으로 구성되어 있으며, **넙다리두갈래근
(대퇴이두근, biceps femoris), 반막근(반막상근, semimembranosus)**, 그리
고 **반힘줄근(반건상근, semitendinosus)**이 있습니다. 이 세 개의 근육 모두
가 위쪽으로는 궁둥뼈결절(좌골결절, ischial tuberosity) 이라는 곳에 붙어
있는데요. 우리가 의자에 앉으면 닿는 그 골반의 부분입니다.

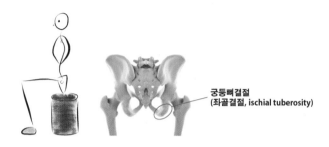

궁둥뼈결절
(좌골결절, ischial tuberosity)

궁둥뼈결절 부분에서는 세 개의 근육들이 거의 하나로 붙어있고, 아래로 조금만 아래로 내려오면 세 개의 근육이 완벽하게 분리가 됩니다. 넙다리두 갈래근은 무릎 가쪽으로 내려가 종아리뼈의 머리에 부착되고, 나머지 두 개의 근육은 안쪽으로 내려가 정강뼈에 닿습니다. 그 중, 정강뼈의 앞에는 반힘줄근이 붙고, 반막근은 정강뼈의 뒤에 붙습니다. 그래서 무릎을 굽혀서 오금 뒷면에서 양옆으로 만져보면 안쪽에는 두 개의 힘줄, 가쪽에는 하나의 힘줄이 만져집니다.

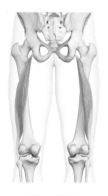 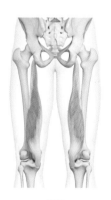 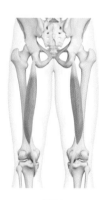

넙다리두갈래근
(대퇴이두근, biceps femoris)

반막근
(반막상근, semimembranosus)

반힘줄근
(반건상근, semitendinosus)

그런데 넙다리두갈래근이라는 것은 갈래가 두 개라는 뜻인데 왜 가쪽에서 하나의 힘줄만 만져질까요? 이 넙다리두갈래근의 경우 위에서 두갈래로 나뉘어져있으며, 아래로 내려와서 하나의 힘줄로 됩니다. 하나는 긴갈래(장

두, long head), 다른 하나는 짧은갈래(단
두, short head)라고 부르는데요. 긴갈래
는 아까 설명한대로 궁둥뼈결절에 붙어
있고, 짧은갈래는 넙다리뼈에 붙어요. 우
리 넙다리뼈 뒷면을 보면 우둘투둘한 긴
거친선(조선, linea aspeara)이 두 줄 있
는데, 그 거친선의 가쪽선 중간정도에 붙

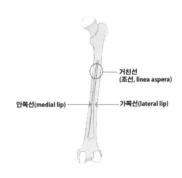

어서 아래로 내려와 두 갈래가 만나서 종아리뼈머리에 닿습니다.

   그래서 햄스트링 세 개 중 넙다리두갈래근의 짧은갈래 빼고는 전부 허벅
지를 뒤로 드는 엉덩관절의 폄 운동에도 관여를 하고, 짧은갈래까지 포함된
모든 근육은 무릎을 굽히는 운동을 합니다. 그리고 무릎의 양옆으로 근육들
이 붙기 때문에 무릎의 안쪽에 붙는 반막근과 반힘줄근은 무릎을 안쪽으로
돌릴 수 있고, 반대로 무릎의 가쪽에 붙는 넙다리두갈래근은 무릎을 가쪽으
로 돌릴 수 있어요.

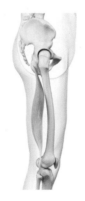
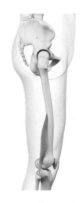

넙다리두갈래근의 긴갈래
(대퇴이두근의 장두,
long head of biceps femoris)

넙다리두갈래근의 짧은갈래
(대퇴이두근의 단두,
short head of biceps femoris)

넙다리두갈래근의 형태. 종아리뼈 머리쪽의 닿는곳에서
넙다리두갈래근의 긴갈래와 짧은갈래의 힘줄이 하나로 합쳐짐

핏블리의 피트니스 해부학

마지막으로 알아볼 근육은 허벅지의 안쪽에 있는 안쪽칸 근육으로 다리를 모으는 일을 하는 근육들입니다. 총 다섯 개의 근육이 있는데요. 이 근육들은 우리 골반 앞쪽의 두덩뼈 쪽에 붙어있어요.

넓적다리의 안쪽칸 근육은 대부분 넙다리뼈의 뒤에 있는 거친선의 안쪽 부분에 붙어있어요. 그래서 이 근육들이 수축하면 다리가 모아지기 때문에 **모음근**이라고 합니다. 그런데 이 중 하나의 근육은 두덩뼈에서 쭉 아래로 내려가 종아리에 있는 정강뼈에 닿아 있습니다. 이 근육은 붙어있는 부분의 뼈 명칭을 따서 **두덩정강근(박근, gracilis)**이라고 합니다. 이 두덩정강근의 과거 용어는 박근이었는데요. 영어로 gracilis라 부르는데 라틴어로 검색해보면 가늘고 길다는 뜻을 가지고 있어요. 그래서 한자어로 얇은 근육이라하여 박근이라 불렀고, 현재는 이 근육이 붙은 부위로 이름을 지었어요. 두덩정강근을 제외한 나머지는 근육은 넙다리뼈에 붙어있습니다.

아주 예전에 복근 아래가쪽에 볼록 튀어나온 근육을 보고 섹시한 치골근 노출이라고 했는데요. 실제 치골근은 현재 **두덩근(치골근, pectineus)**이라 부르는 근육으로 두덩뼈에서 넙다리뼈 위쪽으로 내려와있어요.

엉덩이 해부학에서 볼기근의 크기에 따라 큰, 중간, 작은볼기근과 같이 이름이 붙었듯, 다리의 모음근에도 크기에 따라 이름이 다르게 붙어있는 근육이 있어요. 두덩정강근과 두덩근을 제외한 나머지 세 개의 근육 중 길이가 가장 긴 근육을 **긴모음근(장내전**

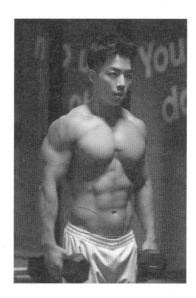

치골근이라는 명칭으로 잘못알려진 배근육

근, adductor longus), 짧은 것을 **짧은모음근(단내전근, adductor brevis)**, 그리고 모음근 중 가장 큰 근육을 **큰모음근(대내전근, adductor magnus)** 이라고 합니다. 이 중 큰모음근은 근육은 크기가 크다 보니 모음근 부분과 넙다리폄근 부분으로 나누어서 설명할 수 있어요. 넙다리폄근 부분은 햄스트링과 구조와 이는곳이 비슷합니다. 그래서 스쿼트 해부학에 이 넙다리폄근 부분이 스쿼트에서 어떻게 작용하는지 설명되어 있어요.

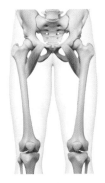

두덩근
(치골근, pectineus)

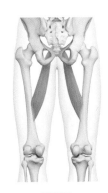

긴모음근
(장내전근, adductor longus)

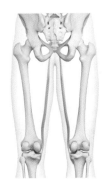

두덩정강근
(박근, gracilis)

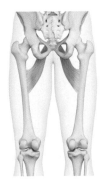

짧은모음근
(단내전근, adductor brevis)

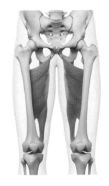

큰모음근
(대내전근, adductor magnus)

긴모음근, 두덩정강근, 짧은모음근은 뒤에서 보여진 모습

핏블리의 피트니스 해부학

이렇게 모음근들이 다리 안쪽에 있어서 헬스장에 있는 어덕션 기구를 보면 다리를 벌리고 있다가 모으며 허벅지 안쪽의 운동을 해줍니다. 또한, 와이드 스쿼트를 할 때도 이 허벅지 안쪽의 근육이 강하게 자극되는데요. 스쿼트의 과정 중 앉을 때 원래 이 모음근들이 길어지며 길어짐수축을 하고 모을 때도 함께 짧아지며 수축을 합니다. 그래서 다리를 더 넓게 벌린 와이드 스쿼트에서는 이 모음근이 더 강하게 자극을 받게 됩니다.

엉덩허리근 스트레칭

배근육(복근, abdominal muscles)에 의해 골반이 안정화되지 못한 상태에서 엉덩허리근의 강하게 작용하면 골반이 앞으로 기울어지며 허리가 앞으로 꺾이는 현상이 발생해요. 엉덩허리근 스트레칭은 주로 런지 자세처럼 한쪽 다리는 무릎을 꿇고 한쪽은 세운 상태로 스트레칭을 하는데요. 이때 스트레칭 하고자 하는 다리의 무릎이 땅에 닿도록 무릎을 꿇은 뒤 근육을 스트레칭 합니다. 스트레칭을 제대로 할 경우 골반 앞쪽이 시원해지는 것을 느낄 수 있는데요. 주로 엉덩허리근 스트레칭을 하라고 할 때는 골반을 뒤로 말아서 하라는 이야기를 많이 합니다. 이 근육은 골반의 앞쪽에 붙어 골반을 앞으로 경사지게 만들기 때문이에요. 그래서 스트레칭을 하라고 할 때, 무작정 허리만 꺾어서 하는게 아니라, 골반을 뒤로 회전시키라고 합니다.

엉덩허리근 스트레칭 할 때는 꼬리뼈를 앞으로 내민다는 느낌, 혹은 스트레칭 하는 쪽 골반 앞쪽이 늘어난다는 느낌으로 골반을 뒤로 회전시키면서 해주시면 더 효과적이에요.

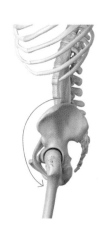

엉덩허리근은 골반을 앞으로
기울이는 역할을 할 수 있음

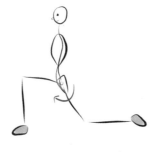

엉덩허리근 스트레칭
(빨간선은 엉덩허리근을 표현)

레그 컬과 넓적다리뒤근육(햄스트링)

우리가 무릎을 접는 운동인 레그 컬 동작을 할 때 골반이 앞으로 쏟아지지 않게 주의하며 해야하는 이유는 무엇일까요? 바로 넓적다리뒤근육들이 골반 아래뒤쪽 (궁둥뼈결절)에 붙어있기 때문에 골반이 고정되지 않으면 효과적으로 햄스트링을 운동하기 어렵기 때문이에요. 반대로 스티프 데드리프트로 넓적다리뒤근육의 길어짐운동을 하기도 하는데요. 그때는 무릎쪽 부분을 고정을 잘 시키고 엉덩관절을 접어 골반을 앞으로 기울였다 다시 엉덩관절을 펴주는 운동을 하며 길어짐운동을 해야합니다.

- 허벅지를 해부학용어로 넓적다리라고 부르며, 넓적다리에는 우리 몸에서 가장 긴 뼈인 넙다리뼈가 있다.

- 넙다리뼈머리는 볼기뼈의 절구오목과 만나 엉덩관절을 이룬다.

- 몸통과 넙다리뼈를 이어주는 근육으로 엉덩허리근이 있으며 엉덩관절의 굽힘에 작용한다.

- 무릎관절은 넙다리뼈와 정강뼈가 만나 굽힘과 폄 운동을 주로하며 약간의 돌림운동이 함께 일어난다.

- 무릎관절 주변의 주요 인대는 앞십자인대, 뒤십자인대, 안쪽곁인대, 가쪽곁인대가 있다.

- 넓적다리의 근육은 앞칸, 안쪽칸 그리고 뒤칸으로 나누어져 있으며, 칸마다 움직임이 다르다.

- 넓적다리 앞칸의 근육으로는 넙다리네갈래근과 넙다리빗근이 있으며 주로 엉덩관절을 굽히거나 무릎을 펴는 운동을 한다.

- 넓적다리 뒤칸의 근육은 넙다리두갈래근, 반막근, 반힘줄근이 있으며 엉덩관절을 펴고 무릎을 굽히는 역할을 한다.

- 넓적다리 안쪽칸의 근육은 두덩정강근, 두덩근, 긴모음근, 짧은모음근, 큰모음근이 있으며 주로 엉덩관절을 모으는 운동을 한다.

핏블리의 피트니스 해부학

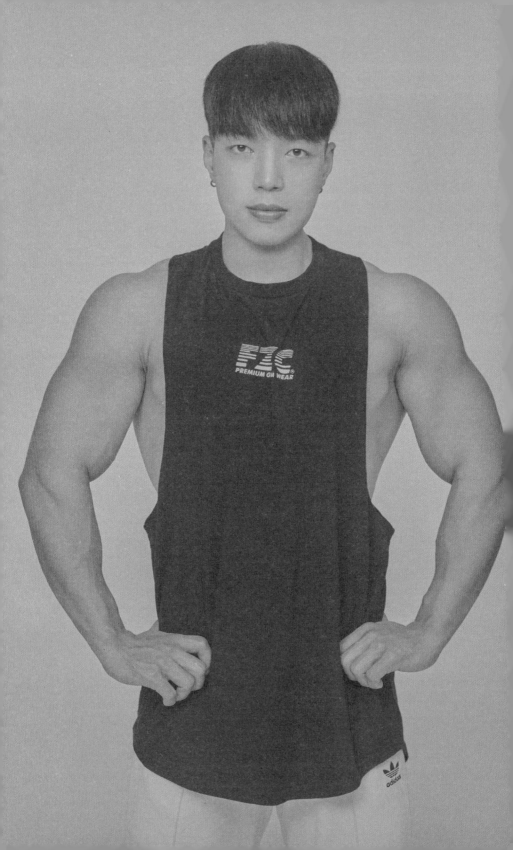

4강
종아리 해부학

종아리에 있는
뼈와 근육에 대한 해부학적 이해

종아리 알은 왜 갈라지는 걸까?

종아리의 뼈대와 발목관절

종아리의 근육들

종아리 알은 왜 갈라지는 걸까?

종아리 하면 가장 먼저 떠오르는 것이 아마도 종아리 "알" 일 거예요. 종아리 근육이 뚜렷하게 갈라져 보이는 것을 싫어하는 경우도 있고, 반면에 너무 종아리가 얇아 고민인 경우도 있는데요. 종아리 근육은 도대체 어떻게 생겼길래 갈라지는 걸까요? 그리고 어떤 운동을 많이 하면 발달하는 걸까요?

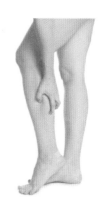

그런데 우리 종아리에는 이 종아리 알을 만드는 근육 외에도 정말 중요한 역할을 하는 근육들이 많이 있습니다. 우리 종아리의 근육들은 발목을 움직이기 때문에 걷기와 관련하여 매우 중요한 근육이고, 발의 아치를 만들어주는 중요한 기능적인 역할

종아리 해부학

을 하는 근육들도 있어요.

우리가 웨이트를 하면서 종아리와 발에서 중요한 것은 **종아리의 외형적인 모습**을 잘 보이는 것도 있지만, **발의 아치가 무너지지 않고 중량 운동을 하는 것도 매우 중요**해요. 사실 발목과 발은 굉장히 복잡한 부위지만, 종아리에서 내려가는 근육의 기능과 함께 간단히 알아볼게요.

종아리의 뼈대와 발목관절

먼저 종아리를 구성하는 뼈를 살펴볼게요. 우리 종아리는 하나의 덩어리로 보이지만 두 개의 뼈가 구성하고 있습니다. **정강뼈(경골, tibia)**라고 하는 뼈는 종아리의 안쪽에 위치한 뼈로 넙다리뼈에서 내려오는 우리 몸의 체중을 지지하고, 넙다리뼈와 함께 무릎관절을 구성하고 있는 뼈에요.

정강뼈의 가쪽에 있는 얇고 긴 뼈를 **종아리뼈(비골, fibula)**라고 하는데, 이 뼈는 넙다리뼈와는 맞닿아 있지 않으며 우리의 체중을 지지하지 않습니다. 정강뼈와 종아리뼈는 무릎 아래에서부터 우리가 발목이라고 부르는 부위까지 있는 긴 뼈에요.

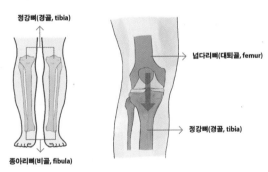

종아리를 구성하는 정강뼈와 종아리뼈.
종아리뼈는 넙다리뼈와 직접적으로 관절하지 않는다.

핏블리의 피트니스 해부학

발목의 양쪽에 만져보면 복숭아뼈라고 종종 부르는 복사(과, malleolus) 라는 부분이 있는데, 이 뼈들은 정강뼈와 종아리뼈의 한 부분입니다. 그래서 안쪽에 있는 안쪽복사(내측과, medial malleolus) 라고 부르는 부분은 정강뼈의 일부이고, 가쪽복사(외측과, lateral malleolus)는 종아리뼈의 일부에요.

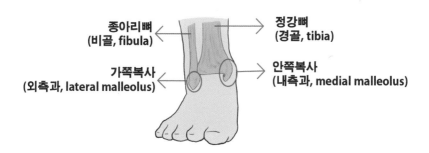

우리 종아리 아래로는 발이 있는데, 걸을 때 발꿈치부터 발가락까지 부드럽게 지면을 닿을 수 있는 이유는 발이 생각보다 많은 뼈로 구성되어 있기 때문이에요. 발에는 **발목뼈**(족근골, tarsal bones)가 일곱 개, **발허리뼈**(중족골, metatarsal bones)이 다섯 개, **발가락뼈**(지골, phalanges) 열네 개가 있어요.

손과 발 엑스레이 영상을 찍어보면 손바닥과 발바닥에는 긴 뼈가 있어요. 그 뼈를 각각 손허리뼈, 발허리뼈라고 부릅니다. 그리고 발가락은 눈에 쉽게 볼 수 있듯이 한쪽에 다섯 개가 있는데요. 엄지발가락에는 두 개의 뼈가 있고 나머지 발가락에는 세 개의 뼈가 있어서 발가락을 구부렸다 펼 때 마디가 생겨요. 그래서 발가락은 작지만 총 열네 개의 발가락뼈가 있어요. 우리 발바닥의 모든 부분을 발허리뼈가 채우고 있는 것은 아니에요. 우리 발등에서 가장 높은 부분을 기준으로 거기서 발가락까지 앞쪽으로는 발허리뼈가 있고 나머지 부분은 발목뼈들이 모여있어요.

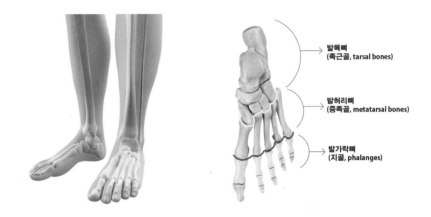

발목뼈
(족근골, tarsal bones)

발허리뼈
(중족골, metatarsal bones)

발가락뼈
(지골, phalanges)

　　이 발목뼈 중 하나인 목말뼈(거골, talus)와 정강뼈, 종아리뼈가 만나 우리 **발목관절(족관절, ankle joint)**을 이루고 있습니다. 이 관절을 움직이면 우리가 발목을 까딱까딱 움직일 수 있어요.

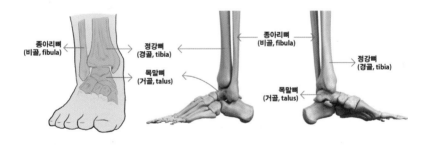

종아리뼈
(비골, fibula)

정강뼈
(경골, tibia)

목말뼈
(거골, talus)

종아리뼈
(비골, fibula)

정강뼈
(경골, tibia)

목말뼈
(거골, talus)

　　보통 이런 경첩관절의 움직임은 무릎과 같이 굽힘과 폄으로 이야기되는데요. 발목관절은 조금 다르게 표현합니다. 우리가 발레리나처럼 발끝을 멀리 길게 뻗는 것을 발바닥쪽이 굽혀진다하여 발바닥굽힘(족저굴곡, plantar flexion)이라 부르고, 발끝을 몸쪽으로 당기는 동작을 발등부분이 굽혀진다하여 발등굽힘(족배굴곡, dorsal flexion)이라고 합니다. 그래서 발목관절에서는 폄이라는 동작이 없습니다.

핏블리의 피트니스 해부학

반면, 바닥에 발바닥을 고정하고 체중을 앞뒤로 움직였을 때 종아리의 위치가 바뀌는 것도 발목관절의 움직임으로 설명할 수 있는데요. 아래 그림에서 분홍색 신발을 신은 것처럼 발바닥을 땅에 지지한 상태에서 종아리가 앞으로 기울어지는 동작은 발목관절에서 보면 발등굽힘이고, 반대로 초록색 신발처럼 종아리가 뒤로 기울어지는 동작은 발바닥굽힘이 됩니다.

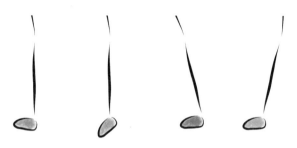

파란신발: 종아리고정 발등굽힘, 노란신발: 종아리고정 발바닥굽힘,
분홍신발: 발고정 발등굽힘, 초록신발: 발고정 발바닥굽힘

그리고 우리가 발을 움직여보면 발등굽힘과 발바닥굽힘 외에도 발바닥을 서로 마주 보거나 반대로 발바닥이 가쪽을 볼 수 있어요. 발바닥이 서로 마주 보는 운동을 안쪽번짐(내번, inversion) 이라 하고, 반대로 가쪽을 보는 것을 가쪽번짐(외번, eversion)이라고 합니다.

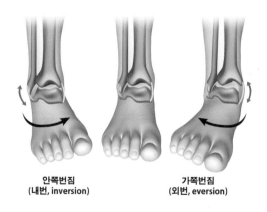

안쪽번짐
(내번, inversion)

가쪽번짐
(외번, eversion)

종아리의 근육들

종아리의 근육은 해부학적으로 뒤쪽에 있는 근육과 앞쪽, 그리고 가쪽에 있는 근육 이렇게 나누어서 이야기해요.

먼저, 우리에게 익숙한 종아리 뒤쪽에 있는 근육을 살펴보겠습니다. 종아리 뒤칸의 근육은 종아리에서 발꿈치에 붙어 까치발을 들어 올리는 역할을 하는 근육들이 있고, 종아리에서 발바닥까지 내려가 발가락을 굽히고, 발바닥의 아치(족궁, arch)를 만들어주는 역할을 하는 근육이 있어요.

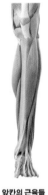
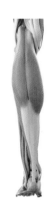
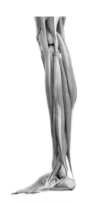

앞칸의 근육들　　　　뒤칸의 근육들　　　　가쪽칸의 근육들

먼저, 우리가 하이힐을 신은 것처럼 발꿈치를 들어 올리면 종아리에 표면에 "알"이라고 부르는 근육선이 보이는데요. 이 근육의 이름은 **장딴지근(비복근, gastrocnemius)**입니다. 우리가 발꿈치를 들어 올리면 아킬레스건으로 잘 알려진 발꿈치힘줄(종골건, calcaneal tendon = 아킬레스건, achilles tendon)이 뚜렷해지는 것을 볼 수 있는데요. 이 장딴지근은 종아리의 위쪽 약 절반 부분은 힘살로 되어있고 아래쪽은 힘줄로 되어 발꿈치힘줄을 이루고 있어요.

장딴지근이 발꿈치힘줄을 이룬다고 설명했는데요. 우리 발꿈치힘줄

　　　　　　　　　　　핏블리의 피트니스 해부학

은 두 개의 근육이 합쳐져서 만들어진 두꺼운 힘줄입니다. 장딴지근보다 깊이 위치한 **가자미근(soleus)**라는 근육의 힘줄이 장딴지근의 힘줄과 합쳐지면서 같이 발꿈치뼈(종골, calcaneus)에 붙어 발꿈치힘줄이 됩니다. 그래서 장딴지근과 가자미근이 함께 수축하며 발꿈치힘줄을 위로 끌어당기게 되면 발꿈치를 들어 올리는 동작을 하게 되고, 이때 피부 표면에 있는 장딴지근의 힘살이 수축하며 "알" 형태로 보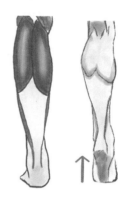

여요. 그런데 이 종아리 알이 두 갈래로 갈라져 보이는 경우가 있어요. 장딴지근은 위쪽에서는 두 갈래로 갈라져 허벅지의 넙다리뼈 아래쪽에 양쪽으로 붙어있기 때문에 근육이 표면에서 양쪽으로 갈라진 모양으로 보입니다. 그리고 이 근육이 넙다리뼈에 붙어있다는 뜻은 발목 뿐만 아니라 무릎관절도 지나간다는 뜻으로, 무릎을 굽히는 동작에도 관여를 해요.

가자미근의 경우, 장딴지근과 달리 넙다리뼈에 붙지 않고 종아리에 있는 뼈에 붙어서 아래로 내려와 발꿈치뼈에 붙기 때문에 발꿈치를 들어 올리는 역할은 하지만, 무릎을 굽히는 운동에는 관여하지 않습니다.

이 장딴지근과 가자미근이 타이트하면 제대로 이완이 되지 않아 발등굽힘이 잘 안될 수 있어요. 앞서 발목관절의 움직임에 대한 설명에서, 발을 고정한 채로 발등굽힘이 되면 우리 종아리가 앞으로 기울어지는 동작이라고 설명했는데요. 스쿼트를 앉을 때 발목에서 일어나는 움직임이 바로 이 발등굽힘이에요. 그래서 스쿼트를 앉을 때 발목의 가동범위가 떨어진다면 이 종아리의 근육들을 스트레칭 해주는 것도 도움이 됩니다.

이 두 개의 근육 말고 또 발꿈치에 붙는 근육이 하나 더 있어요. **장딴지빗근(족저근, plantaris)** 이라는 근육으로 빨간 힘살이 작고 힘줄이 매우 얇고 긴 근육입니다. 이 근육은 무릎 근처에 힘살이 있고 힘줄이 길게 내려와 발꿈치힘줄 옆에 바로 붙어있는데, 간혹 이 근육이 없는 사람도 있어요. 장딴지빗근 또한 발꿈치뼈에 붙어있기 때문에 마찬가지로 발꿈치를 들어 올리는 동작을 한다고 알려져 있습니다.

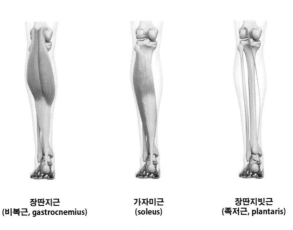

장딴지근
(비복근, gastrocnemius)

가자미근
(soleus)

장딴지빗근
(족저근, plantaris)

이제 종아리 뒤쪽에서 발바닥으로 내려가는 근육들을 살펴볼게요. 종아리 뒤에서 발바닥까지 힘줄이 내려가야 해서 발꿈치힘줄처럼 일자로 곧게 내려가면 걸을 때마다 힘줄이 밟히게 됩니다. 그래서 종아리 뒤에서 발바닥까지 내려가는 종아리 뒤칸의 깊이 있는 근육들은 발목에 위치한 안쪽 복사의 뒤쪽을 따라 사선으로 힘줄이 내려가 발바닥에 붙어요.

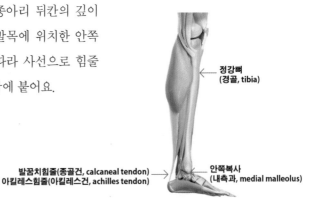

정강뼈
(경골, tibia)

발꿈치힘줄(종골건, calcaneal tendon)
아킬레스힘줄(아킬레스건, achilles tendon)

안쪽복사
(내측과, medial malleolus)

핏블리의 피트니스 해부학

이 세 개의 근육 중 두 개의 근육들은 발가락에 닿고, 나머지 하나의 근육은 발바닥에 닿습니다. 그래서 이 근육들의 주 역할은 발가락을 굽히고, 발의 안쪽으로 힘줄들이 내려가기 때문에 발바닥이 서로 안쪽으로 보는 안쪽번짐을 가능하게 만듭니다. 그리고 발로 내려가면서 발목을 지나기 때문에 발바닥굽힘의 기능도 가지고 있어요.

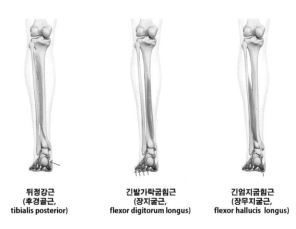

뒤정강근
(후경골근,
tibialis posterior)　　　**긴발가락굽힘근**
(장지굴근,
flexor digitorum longus)　　　**긴엄지굽힘근**
(장무지굴근,
flexor hallucis longus)

종아리 뒤칸 중 깊은층의 구성: 파란 화살표는 힘줄의 위치를 표시

먼저 발가락에 닿는 근육 중 하나는 엄지발가락에 닿아 엄지발가락을 굽히는 역할을 하는 **긴엄지굽힘근(장무지굴근, flexor hallucis longus)**입니다.

그리고 엄지발가락을 제외한 나머지 발가락에 가서 닿는 근육이 있는데요. 이 근육의 이름은 **긴발가락굽힘근(장지굴근, flexor digitorum longus)**입니다. 근육의 힘살은 하나인데 발가락으로 네 개의 힘줄이 뻗어 나가있어요.

나머지 하나는 발바닥에 붙어있는 **뒤정강근(후경골근, tibialis posterior)**이라고 합니다. 우리 발바닥을 보면 안쪽이 움푹 들어간 아치 형태(족궁)를 하고 있는데요. 이 뒤정강근은 종아리 뒤에서 발바닥 안쪽으로 내려와 발바닥에 닿기 때문에, 발바닥 안쪽이 들리는 역할을 합니다. 그래서 발의 아치와 밀접한 관련이 있는 중요한 근육입니다.

우리 발은 몸무게를 지탱하고 운동을 할 때 충격을 흡수하는 등 다양한 활동이 가능하도록 탄력성이 있어야 합니다. 그래서 이런 기능을 잘 수행하기 위해 발의 뼈와 인대 등의 모양들이 전체적으로 아치 모양을 하고 있어요. 그런데 종종 '발의 아치가 무너졌다.'라는 이야기를 많이 해요. 이 발의 아치는 원래 체중이 실리면 비교적 편평하게 펴지지만, 무게 부하가 없어지면 다시 원래의 아치 모양으로 회복되는 탄력성을 가지고 있습니다. 그런데, 뒤정강근이 손상되거나, 신경의 손상, 비정상적인 발의 자극이나 갑작스러운 비만에 의해 아치가 없어지고 발이 편평해질 수 있습니다.

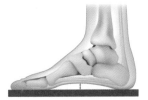 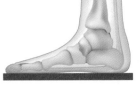

정상 아치 형태　　　　**아치가 무너진 형태**

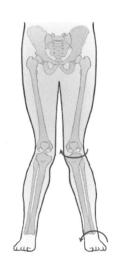

특히, 우리가 스쿼트와 같이 하중을 실어 운동을 할 때 이 아치가 무너지지 않는 것이 매우 중요한데요. 우리가 발바닥 아치가 무너지면 발목부터 무릎까지 모두 안쪽으로 쏠리게 되어 하체의 전체적인 정렬이 무너집니다. 이 상태로 중량 운동을 하면 관절에 더욱 무리가 가며 관절의 변형이 올 수가 있어요.

우리 종아리에는 이렇게 뒤에서 내려가는 근육들 외에도, 종아리의 앞에서 발등과 발가락 위쪽으로 내려가는 근육들이 있어요. 많이 걷고 나면 종아

　　　　　　　　핏블리의 피트니스 해부학

리 뒤쪽뿐만 아니라 앞쪽의 근육통을 느낀 적 있을 텐데요. 총 세 개의 근육이 종아리의 앞쪽으로 내려가는데, 종아리 뒤쪽 깊은 곳에 있는 근육 세 개와 이름이 반대입니다.

종아리 앞칸에는 **긴엄지폄근(장무지신근, extensor hallucis longus), 긴발가락폄근(장지신근, extensor digitorum longus)**, 그리고 **앞정강근(전경골근, tibialis anterior)**이 있어요. 이 근육들은 발가락을 펴고 발등굽힘을 합니다. 앞정강근의 경우 발등굽힘을 하며 발바닥이 살짝 안쪽을 보는 역할을 하므로, 발바닥을 땅에 붙이고 앉은 상태에서 발바닥 안쪽을 들면서 발등굽힘을 하면 이 힘줄을 쉽게 확인할 수 있습니다.

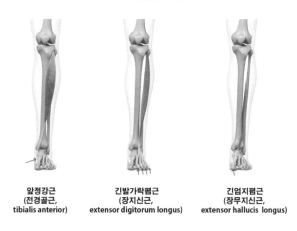

앞정강근
(전경골근,
tibialis anterior)

긴발가락폄근
(장지신근,
extensor digitorum longus)

긴엄지폄근
(장무지신근,
extensor hallucis longus)

파란 화살표는 힘줄의 위치를 표시

마지막으로 볼 근육들은 종아리뼈 쪽에 붙어있는 근육 두 개입니다. 이름도 **긴종아리근(장비골근, peroneus longus, fibularis longus)**과 **짧은종아리근(단비골근, peroneus brevis, fibularis brevis)**인데요. 해부학적으로는 종아리의 **가쪽칸**이라고 말합니다. 이 근육들은 발가락까지 내려가지는 않고 종아리 가쪽에서 발바닥쪽으로 가서 붙습니다. 그래서 발바닥을 가쪽으로 보게 하는 가쪽번짐을 할 수 있고 발바닥굽힘이 가능한 근육입니다.

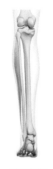

긴종아리근
(장비골근,
peroneus longus,
fibularis longus)

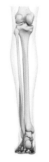

짧은종아리근
(단비골근,
peroneus brevis,
fibularis brevis)

종아리에 있는 근육들은 종아리에서 발목을 지나 내려가며, 발목의 다양한 움직임을 가능하게 하고 또 발가락을 굽히고 펴는 일도 했어요. 그래서 발목이 자주 삐끗하신다거나 불안정한 경우에는 종아리에서 발목을 지나서 발로 내려가는 이 근육들의 강화 운동을 많이 해야합니다.

종아리의 근육들은 우리 몸의 다른 큰 근육에 비해 등한시될 수 있는 근육이지만, 중량을 이용한 큰 근육 운동을 제대로 하기 위해서 기능적으로 매우 중요한 근육임을 잊지 말아주세요.

웨이트를 위한 종아리 해부학 tip & summary!!

종아리 스트레칭

우리가 종아리 스트레칭을 할 때 무릎을 굽히기도 하고 펴기도 하는 데, 이때 느껴지는 자극이 약간 다를 수가 있습니다. 우리 종아리뒤칸의 얕은층에서 발꿈치힘줄을 구성하는 근육은 장딴지근과 가자미근이 있었는데요. 이 중 장딴지근은 무릎관절과 발목관절 모두를 지나면서, 무릎을 굽히고 발바닥굽힘을 합니다. 그래서 장딴지근의 스트레칭을 하려면 근육의 기능과 반대로 무릎을 펴고 발등굽힘을 해주면 됩니다. 그런데 가자미근은 무릎관절을 지나가지 않는 근육으로 발목운동에만 관여하기 때문에, 더 깊이 스트레칭을 하기 위해 무릎을 굽혀둔 상태에서 발등굽힘만 해줍니다. 그래서 두 동작을 모두 하여 종아리 스트레칭을 하는 것이 좋아요.

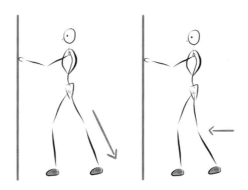

장딴지근과 종아리근의 스트레칭 방법

- 종아리에는 정강뼈와 종아리뼈가 있으며, 발은 발목뼈 7개, 발허리뼈 5개, 발가락뼈 14개로 구성되어있다.

- 발목관절은 정강뼈와 종아리뼈, 그리고 발목뼈 중 목말뼈가 만나 이루어진 관절로 발등굽힘과 발바닥굽힘이 일어난다.

- 발에서는 발바닥이 서로 마주보는 안쪽번짐과 발바닥이 서로 가쪽을 보는 가쪽번짐 운동이 일어난다.

- 종아리의 근육은 앞칸, 가쪽칸 그리고 뒤칸으로 나누어져 있으며, 칸마다 움직임이 다르다.

- 종아리 뒤칸의 얕은층 근육은 발꿈치에 붙어 주로 발꿈치를 들어올리는 역할을 하며 장딴지근, 가자미근, 장딴지빗근이 있으며, 이 중 장딴지근과 가자미근의 힘줄이 만나 발꿈치힘줄(아킬레스건)을 이룬다.

- 종아리 뒤칸의 깊은층은 안쪽복사를 지나 발바닥과 발가락에 닿는 근육들이 있으며, 뒤정강근, 긴엄지굽힘근, 긴발가락굽힘근이 있다. 주로 발의 안쪽번짐과 발바닥굽힘, 발가락의 굽힘을 한다.

- 종아리 앞칸의 근육은 발등을 지나 발바닥의 안쪽과 발가락에 닿는 근육들이 있으며, 앞정강근, 긴엄지폄근, 긴발가락폄근이 있다. 주로 발의 안쪽번짐과 발등굽힘, 발가락의 폄을 한다.

- 종아리 가쪽칸의 근육은 가쪽복사를 지나가며 긴종아리근과 짧은종아리근이 있다. 발의 가쪽번짐과 발바닥굽힘을 한다.

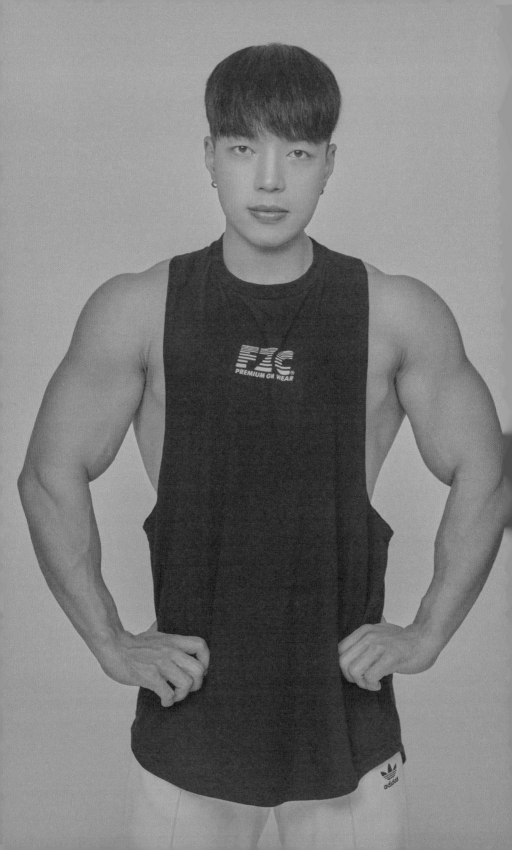

5강
3대 운동 해부학-스쿼트

스쿼트 해부학

엉덩이 운동? 허벅지 운동?

스쿼트에 사용되는 관절과 움직임

개인의 뼈 모양에 알맞은 스쿼트 자세

스쿼트에 사용되는 근육들

엉덩이 운동? 허벅지 운동?

우리가 스쿼트를 할 때 "엉덩이 자극을 느끼세요! 엉덩이를 사용하세요!"라고 많이 듣는데요. 허벅지 자극만 강하게 느껴지는 경우가 많을거에요.

스쿼트를 생각했을 때 굉장히 다양한 종류의 스쿼트를 떠올릴 수 있는데요. 스쿼트는 바벨의 위치에 따라 백 스쿼트, 프론트 스쿼트, 스쿼트의 깊이에 따라 하프 스쿼트와 풀 스쿼트, 그리고 양발의 너비에 따라 내로우, 와이드 등 다양한 종류의 스쿼트가 있으며, 이러한 스쿼트 종류에 따라 강화하고자 하는 근육을 다르게 할 수 있습니다. 예를 들어 우리가 다리를 좁혀서 할 경우, 허벅지 앞쪽과 가쪽에 조금 더 자극이 많이 가고, 양발의 간격이 넓은 경우 허벅지 안쪽과 엉덩이 자극이 많이 간다고 하죠?

하지만, 이러한 스쿼트 방법에 상관없이 허벅지 앞쪽의 근육만 자극을

느끼는 경우가 많은데요, 스쿼트를
제대로 한다면 허벅지 앞쪽뿐만 아니
라 엉덩이와 허벅지 뒤쪽의 근육 등
하체 전체의 근육을 충분히 강화시킬
수 있습니다.

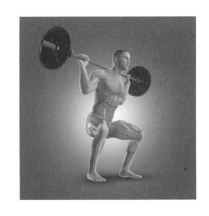

제대로 스쿼트를 하기 위해서는
정확한 스쿼트 자세가 중요한데요.
스쿼트를 할 때, 나에게 알맞는 양발
의 너비와 발끝의 방향은 개인의 뼈 생김새에 따라 약간씩 달라질 수 있습니
다. 그래서 스쿼트에 사용되는 뼈대와 근육의 해부학적 구조를 잘 이해하여
나에게 맞는 스쿼트를 하는 것이 중요합니다.

스쿼트 해부학에서는 스쿼트에 사용되는 관절과 근육에 대해 해부학적
으로 알아보고, 스쿼트를 더 쉽게 이해하고 원하는 부위 자극을 느낄 수 있
게 해볼게요.

스쿼트에 사용되는 관절과 움직임

스쿼트는 어떤 관절에서 움직임이 일어날까요? **스쿼트 동작을 할 때는 골반
쪽의 엉덩관절(고관절, hip joint)과 무릎관절(슬관절, knee joint), 그리고
발목관절(족관절, ankle joint)에서 굽힘과 폄 운동이 있어납니다.**

이 세 관절 중에 우리가 스쿼트를 할 때 "고관절(엉덩관절)을 사용하세
요!"라는 말 정말 많이 듣는데요. 이 엉덩관절의 해부학에 대해서는 2장 엉
덩이 해부학에서 설명하였지만, 스쿼트에서 엉덩관절의 움직임이 굉장히 중
요하기 때문에 스쿼트 동작과 관련하여 다시 한번 알아볼게요.

엉덩관절은 우리의 몸통과 다리를 이어주는 관절로 생각하시면 됩니다. 그래서 몸통이 고정되어있을 때는 허벅지를 움직여줄 수 있고, 반대로 허벅지가 고정되어있을 때는 골반이 움직일 수 있어요. 골반의 양쪽에 있는 큰 뼈인 볼기뼈가 허벅지에 있는 넙다리뼈와 만나는 부위를 우리는 엉덩관절이라고 부릅니다. 골반의 가쪽에 있는 동그랗고 오목하게 파인 관절면인 절구오목과 넙다리뼈의 끝부분에 동그랗게 생긴 넙다리뼈머리가 만나 이루어진 구조에요

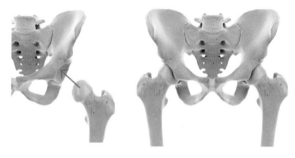

우리가 컵에 알맹이가 커다란 막대사탕을 넣었다고 생각해볼게요. 컵이 골반의 오목한 관절면이고, 사탕이 우리 넙다리뼈 즉, 허벅지에요. 사탕의 알맹이가 넙다리뼈 끝의 둥근 넙다리뼈머리고, 그리고 사탕의 막대가 넙다리뼈의 긴 몸통 부분이라고 생각해볼게요. 컵 안에서 사탕이 돌아가면 막대가 이리저리 움직일 수 있어요. 그래서 우리 넓적다리의 움직임은 엉덩관절을 운동 중심축으로 다리를 굽히고, 펴고, 벌리고, 모으고, 돌릴 수 있는 운동을 하게 됩니다.

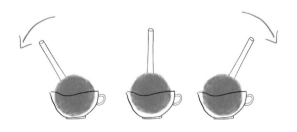

물론, 이런 관절의 움직임에 대한 **개인의 유연성은 근육이나 인대의 유연성에 따라 차이가 있겠지만, 엉덩관절을 이루고 있는 뼈 모양도 움직임 각도와 범위에 영향을 줄 수 있습니다.** 그래서, 엉덩관절을 구성하고 있는 뼈의 형태에 따라 자신에게 맞는 스쿼트의 깊이, 양발의 너비, 발끝의 방향이 조금씩 달라질 수 있어요.

먼저, 우리가 기본 스쿼트를 이야기할 때, '어깨너비로 양발의 너비를 맞추고 발끝은 가쪽으로 약 30° 정도 벌린다.' 라고 이야기하는데요. 이는 엉덩관절의 전체적인 형태 때문에 다리를 좁게 벌려 앉게 되면 풀 스쿼트까지 깊이 앉기 어렵기 때문입니다. 우리 엉덩관절은 골반의 양옆에 있고 거기서 넙다리뼈가 사선 안쪽으로 내려오는 모양을 하고 있어요. 그래서 우리가 **양발의 간격을 너무 좁혀 스쿼트를 앉을 경우, 깊이 다 내려가기도 전에 엉덩관절 앞쪽에 있는 근육과 같은 조직들끼리 먼저 만나 끼여 더 이상 깊게 내려갈 수 없습니다.**

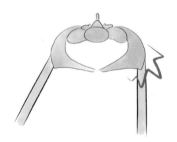

엉덩관절의 구조상 양발의 간격이 너무 좁을 경우,
스쿼트를 깊이 앉을 수 없다.

스쿼트를 충분히 앉지 못하면 엉덩관절의 가동범위를 다 사용하지 못하면서 엉덩이에 있는 볼기근과 같은 뒤쪽 근육들이 충분히 사용되지 못해요. 따라서 양발의 간격을 살짝 넓혀 앉으면서 몸통의 양옆으로 허벅지가 지나갈 수 있는 길을 만들어줘야 풀 스쿼트가 가능합니다.

핏블리의 피트니스 해부학

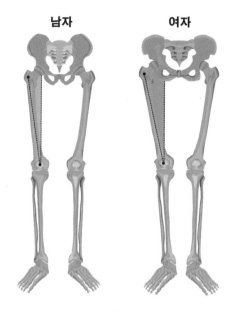

남자　　　　　여자

남녀 골반 형태 차이에 따른 다리 정렬 각도

이때, 여자의 경우 남자보다 조금 더 넓은 다리 너비를 유지하라고 하는 경우가 있습니다. 여자의 경우 출산과 관련하여 골반의 형태가 더 타원형으로 생겼다고 하죠? 그래서 사선으로 내려오는 각도가 남자보다 더 크기 때문에, 스쿼트를 할 때 양발의 간격을 상대적으로 더 넓혀야 한다고 합니다.

개인의 뼈 모양에 알맞은 스쿼트 자세

엉덩관절의 움직임을 컵 안의 사탕으로 설명했는데요. 컵의 역할을 하는 엉덩관절의 절구오목은 골반의 가쪽에서 약간 앞쪽을 바라보고 있는데, 이 방향이 사람마다 약간의 차이가 있습니다. 이러한 컵의 방향 차이는 함께 관절하고 있는 넙다리뼈 위쪽의 모양에도 영향을 미쳐요. 보통 일반적인 경우에는 이 넙다리뼈 위쪽의 모양의 방향이 이루는 각도가 15° 정도라고 합니다.

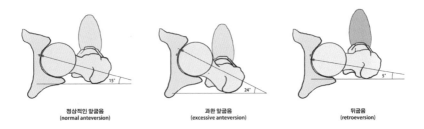

정상적인 앞굽음
(normal anteversion)

과한 앞굽음
(excessive anteversion)

뒤굽음
(retroversion)

엉덩관절 컵의 방향이 조금 더 앞쪽을 보고 있는 경우는 넙다리뼈 위쪽의 모양도 바뀌면서 그 각도가 더 커지고 (과한 앞굽음), 엉덩관절이 올바르게 정렬이 되었을 때 발끝이 안쪽을 바라보기 때문에 상대적으로 발끝과 무릎의 방향을 가쪽으로 벌리기가 어려워요. 반대로 이 관절면이 조금 더 바깥을 보고 있는 경우는 이 각도가 더 작아지고, 상대적으로 무릎과 발끝의 방향을 벌렸을 때 더욱 관절이 안정적인 상태가 유지돼요 (뒤굽음). 그래서 **관절면이 안쪽을 더 바라보는 경우는 바깥을 바라보고 있는 사람들과 비교하였을 때, 발끝과 무릎의 방향을 살짝 안쪽으로 하는 것이 편하게 스쿼트를 내려갈 수 있어요. 반대로 바깥을 보는 경우는 안쪽을 보는 사람보다 더 발끝과 무릎의 방향을 바깥으로 돌려야 한다는 뜻이겠죠?**

엉덩관절의 안쪽돌림이 많이 일어나는지 확인하는 방법은 앉은 상태에서 발을 안쪽과 가쪽으로 움직이며 확인할 수 있는데요, 이때 골반이 좌우로 흔들리지 않는 상태에서 확인해야 합니다. 발이 내 몸보다 바깥쪽으로 향할 때 종아리의 각도가 엉덩관절의 안쪽돌림 각도가 돼요.

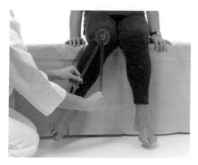
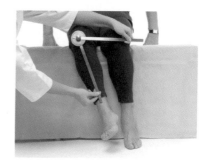

엉덩관절의 안쪽돌림(내회전, internal rotation)   가쪽돌림(외회전, external rotation)

운동을 하면서 직접 몸으로 느끼는 것이 중요하기 때문에 **맨몸으로 스쿼트를 하며 자기 관절에 불편함이 없는 알맞은 양발의 너비와 발끝 방향을 스스로 찾는 방법**이 가장 효과적이기도 합니다.

이때, 우리의 **발끝의 방향은 무릎과 같은 방향**을 향해야 하는데요. 즉, 발끝을 더 바깥 방향으로 돌리면 무릎도 함께 같은 방향을 보게 돌려야 한다는 뜻입니다. 허벅지 해부학에서 한번 다루었던 우리 무릎을 보면, 넙다리뼈(대퇴골, femur)와 종아리에 있는 정강뼈(경골, tibia)와 종아리뼈(비골, fibula), 그리고 무릎 앞에 동그란 뼈인 무릎뼈(슬개골, patella)를 볼 수 있는데요.

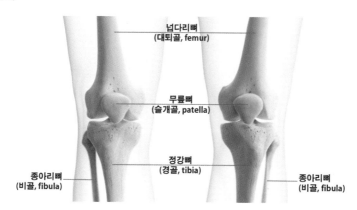

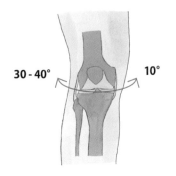

30 - 40°   10°

우리 무릎을 보시면 엉덩관절처럼 한쪽의 뼈가 다른 한쪽의 뼈를 감싸고 있는 형태가 아닌, 정강뼈 위에 그냥 넙다리뼈가 올려진 형태에요. 그래서 무릎관절 주변에는 안정성 유지를 위해 많은 인대와 큰 근육들이 많이 둘러싸고 있어요. 이러한 무릎의 구조적 특징 때문에 허벅지와 종아리가 따로 돌아가는 약간의 돌림운동이 발생할 수 있습니다.

이러한 돌림운동이 일어난 상태에서 우리가 스쿼트를 할 경우, 무릎 주변의 인대와 무릎관절을 감싸고 있는 관절주머니에 무리가 갑니다. 따라서 **무릎의 방향과 둘째, 셋째 발가락의 방향을 같게 스쿼트를 하여 허벅지의 넙다리뼈와 종아리의 정강뼈의 축이 어긋나지 않도록** 해야 해요. 스쿼트를 하면서 무릎이 아픈 경우 한번 무릎의 방향과 발끝의 방향을 잘 확인해보세요. 혹시 내 무릎이 발끝에 비해 안쪽을 향해 내려가고 있는 것은 아닌지 살펴봐야 합니다.

여기서 둘째, 셋째 발가락과 무릎의 중간선을 맞추라고 하는 것은 **발바닥의 아치가 무너지지 않기 위함**인데요. 우리 발목관절은 종아리를 이루고 있는 정강뼈, 종아리뼈와 발목뼈 중 하나인 목말뼈가 만나 이루어진 관절이에요. 그래서 발바닥을 지면에 대고 스쿼트를 앉을 때 종아리가 앞으로 기울어질 수 있고 일어섰을 때 엉덩관절과 무릎관절을 펴면서 다시 발목이 원래 위치로 돌아올 수 있는데요. 이렇게 발목관절이 움직일 때 무릎이 발보다 안쪽으로 모이게 되면 발의 아치가 무너지는 것을 볼 수 있어요.

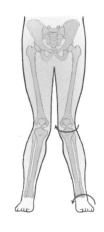

핏블리의 피트니스 해부학

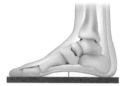
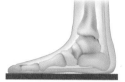

정상 아치 형태   아치가 무너진 형태

우리 발목관절과 발가락뼈 사이에는 움직임이 크게 눈에 보이지는 않지만 많은 뼈가 서로 관절하고 있고 거기에서 약간의 움직임이 일어나요. 발바닥 안쪽이 살짝 떠 있는 아치 모양인 이유는 발에 있는 뼈들이 실제로 아치 모양으로 관절하고 있기 때문입니다. 그 아치 아래로 스프링과 같은 역할을 하는 인대들이 존재하고 있어요.

그런데 무릎을 안쪽으로 넣어 체중을 실어 스쿼트와 같이 앉는 자세를 하면 이 뼈들이 올바른 정렬을 유지하지 못하고 무너지기 시작해요. 그러면서 발의 안쪽에 떠 있던 아치가 무너지면서 평발과 같은 모양이 생겨요. 일시적으로 잠시 그런 자세를 한다면 관절의 변화, 인대의 변화 그리고 아치를 만들어주는 근육의 기능변화가 발생하지 않을 수 있어요.

하지만, 좋지 못한 자세로 지속적인 스트레스가 발 안쪽에 가해지거나 스쿼트와 같은 중량 운동을 할 때 정렬을 맞추지 않은 채로 운동을 지속하면 발의 아치가 무너지게 됩니다. 그렇게 되면 발 자체에 변형이 오고 발꿈치힘줄(아킬레스건)도 휘어지는 것을 볼 수 있어요.

이렇게 발에서 변형이 오기 시작하면 우리 몸의 모든 정렬이 틀어지게 되고, 운동을 할 때 올바른 근육 사용을 하기 어렵습니다. 또한 발바닥에서부터 힘을 받치지 못해 중량을 제대로 올리지도 못합니다.

따라서 이 발의 아치를 올바르게 유지하기 위해 둘째, 셋째 발가락의 방향과 무릎 중간의 무릎뼈의 방향을 같게 하여 다리의 정렬을 올바르게 맞춰

준 상태로 스쿼트를 내려가야 합니다. 이때 주의할 것은 엄지발가락과 새끼 발가락이 땅에서 떨어지면 안 됩니다. **스쿼트는 굉장히 좋은 전신 운동인 만큼 제대로 하기 위해 몸의 정렬을 맞추는 것이 정말 중요해요.**

그리고 **넙다리뼈의 길이가 긴 체형을 가진 사람**은 짧은 체형을 가진 사람보다 **상대적으로 발의 너비를 넓혀서 스쿼트를 해야 해요.** 우리가 스쿼트를 할 때 옆에서 보면, 엉덩관절에서 다리가 굽혀지며 넙다리뼈가 길게 앞으로 가기 때문에 상대적으로 넙다리뼈가 긴 사람이 양 발의 간격을 좁게 앉으면 무게 중심을 잡기 위해 상체를 많이 숙이게 되고, 이는 허리에 부담을 주게 되어 스쿼트에서 좋은 자세가 아니에요. 그래서 허벅지가 긴, 키가 큰 사람의 경우 상대적으로 다리를 벌려 스쿼트를 앉아 상체가 너무 숙여지지 않는 상태에서 **척추의 중립을 유지하며 스쿼트**를 할 수 있도록 해야 합니다.

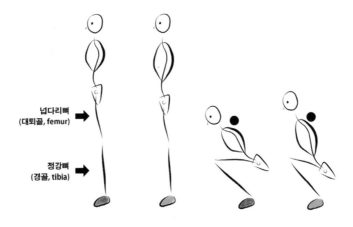

보라색 신발: 하체가 긴 체형, 초록색 신발: 상체가 긴 체형

이렇게 뼈의 생김새 차이 때문에 양발의 간격과 스쿼트의 깊이가 사람에 따라 차이를 보일 수 있는데요. **부상없이 효과적으로 올바른 스쿼트를 하기 위해서는 개인의 체형을 고려하여 스쿼트 자세를 조금씩 다르게** 해야합니다.

핏블리의 피트니스 해부학

스쿼트에 사용되는 근육들

스쿼트의 움직임에 대한 설명을 할 때 하나의 관절이 아닌 여러 가지 관절의 움직임을 설명했는데요. 그만큼 여러 관절에서 복합적인 움직임이 일어나기 때문에 스쿼트는 하나의 근육만으로 쉽게 설명할 수 없는 복잡한 동작이에요. 따라서 스쿼트에서 사용되는 주요 근육들만 다루어 설명하겠습니다.

스쿼트에서 일차적으로 사용되는 근육으로는 허벅지 앞쪽에 있는 큰 근육인 넙다리네갈래근(대퇴사두근, quadriceps femoris)과 엉덩이에 위치한 볼기근(둔근, gluteus muscles)들이 있습니다. 그리고 이차적으로 사용되는 근육으로는 허벅지 안쪽의 모음근(내전근, adductor muscles)과 뒤쪽에 있는 넓적다리뒤근육(슬괵근, hamstring), 그리고 상체의 안정화와 복압 유지를 위한 척주세움근(척주기립근, erector spinae)과 배근육(복근, abdominal muscles)들이 있습니다.

먼저, 엉덩이에 있는 근육부터 살펴볼게요. 우리 골반의 뒤에서 전체적으로 둥근 엉덩이의 형태를 만들어주는 근육들이 있는데, 크기에 따라 **큰, 중간, 작은볼기근**이라고 합니다.

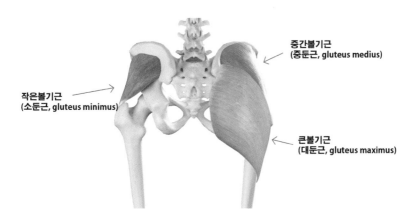

중간볼기근
(중둔근, gluteus medius)

작은볼기근
(소둔근, gluteus minimus)

큰볼기근
(대둔근, gluteus maximus)

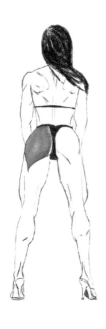

엉덩이의 가장 표면에 위치한 큰볼기근의 부착 부위를 살펴볼게요. 우리 엉덩뼈의 뒤쪽에서부터 이 가운데에 있는 엉치뼈 그리고 꼬리뼈의 뒷면까지 길게 붙어서 사선 아래로 내려와 넙다리뼈의 가쪽에 부착되어있어요. 여기서 이 큰볼기근을 제외한 위가쪽부분에 중간볼기근과 작은볼기근이 위치하고 있어요. 큰볼기근의 근육 결을 잘 보시면 엉덩이 중심에서 아래가쪽 즉, 사선 아래로 이루어지는 것을 볼 수 있습니다. 그래서 몸통을 고정하고 이 근육을 수축하면, 우리 엉덩관절을 뒤로 펴주고 무릎의 방향을 가쪽으로 돌리는 역할을 합니다. 큰볼기근이 가장 표면에 있는 근육인 만큼 비키니 선수들 백포징에서 근육의 형태를 볼 수 있어요.

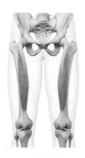
넙다리곧은근
(대퇴직근, rectus femoris)

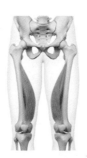
안쪽넓은근
(내측광근, vastus medialis)

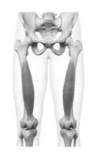
중간넓은근
(중간광근, vastus intermediate)

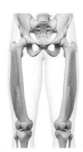
가쪽넓은근
(외측광근, vastus lateralis)

다음으로 살펴볼 근육은 허벅지 앞쪽에 있는 큰 근육인 **넙다리네갈래근** 입니다. 넙다리네갈래의 경우 가운데에 곧게 위치한 넙다리곧은근과 그보다 깊게 위치하면서 넓은 형태를 가지고 있는 근육들인 안쪽넓은근, 중간넓은근, 가쪽넓은근이 있어요. 여기서 넓은근 세 개는 허벅지에 있는 넙다리뼈

핏블리의 피트니스 해부학

의 위쪽에 붙어 아래로 내려오면 우리 정강뼈의 위쪽에 톡 튀어나와 있는 곳에 붙습니다. 나머지 하나인 넙다리곧은근의 경우 혼자 골반에 있는 볼기뼈에 붙어서 내려오지만, 아래에서 나머지 넓은근들과 합쳐지며 마찬가지로 정강뼈 위쪽에 닿아요.

넙다리네갈래근은 큰 근육이고 무릎을 지나는 관절이기 때문에 허벅지 앞쪽에서 무릎을 펴는 데 아주 큰 역할을 하는 근육입니다. 스쿼트를 할 때 앉았다 일어서며 무릎을 펴는 동작을 하므로 당연히 허벅지 앞쪽의 근육이 사용되고 그에 따라 자극이 느껴지게 됩니다. 그런데, 스쿼트를 앉을 때 무릎만 굽히는 것이 아니라 엉덩관절도 함께 굽혔다 펴게 됩니다. 따라서 엉덩관절을 움직이는 볼기근에도 함께 자극을 느껴야 합니다. 하지만 스쿼트를 하면서 다리의 간격이나 일어날 때 중심이동이 잘못되어 엉덩이의 자극은 느끼지 못하고 허벅지 앞쪽만 강한 자극을 느끼는 경우가 생기게 됩니다.

이번에는 엉덩이와 허벅지 앞쪽의 근육 외에 스쿼트에 사용되는 이차적인 근육들을 간단히 살펴보도록 하겠습니다.

허벅지 뒤쪽에 위치한 **햄스트링**은 총 세 개의 근육으로 구성되어 있습니다. 이 근육들은 우리가 의자에 똑바로 앉았을 때 엉덩이 아래쪽에 닿는 딱딱한 부분인 궁둥뼈결절에 붙어있는데, 이 궁둥뼈결절은 골반을 구성하는 볼기뼈의 한 부분입니다. 즉, 볼기뼈의 아래뒤쪽에 붙어서 엉덩관절의 뒤쪽을 지나 아래로 쭉 내려오며 무릎관절 뒤쪽을 지난 후 종아리 부분에 닿습니다. 그래서 이 근육들은 엉덩관절의 뒤를 지나면서 다리를 뒤로 드는 엉덩관절의 폄이 가능하고, 무릎관절의 뒤를 지나면서 무릎을 굽히는 운동이 가능해요.

무릎을 굽혀서 우리 오금의 양옆을 만져보시면 딱딱고 두꺼운 끈 같은 것이 만져지는데요. 그게 우리 햄스트링의 힘줄입니다. 자세히 만져보시면 무릎의 안쪽으로는 두 개의 힘줄이 만져지고, 가쪽으로는 하나의 힘줄이 만져져요. 이렇게 세 개의 햄스트링 중 두 개는 무릎을 지나서 종아리의 안쪽에 닿고, 나머지 하나는 종아리의 가쪽에 닿아요.

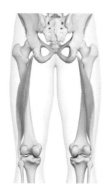

넙다리두갈래근
(대퇴이두근, biceps femoris)

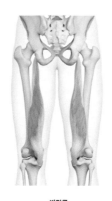

반막근
(반막상근, semimembranosus)

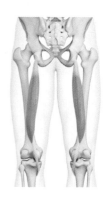

반힘줄근
(반건상근, semitendinosus)

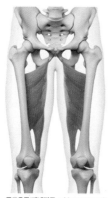

큰모음근(대내전근, adductor magus)

다음으로 볼 근육은 허벅지 안쪽에 있는 근육들입니다. 이 허벅지 안쪽에 있는 근육들은 우리 볼기뼈 중에서도 앞쪽, 과거에 치골이라고 불렀던 두덩뼈 부분에 붙어서 넙다리뼈 쪽으로 길게 내려가서 닿아있어요. 그래서 이 근육들이 수축하면 주로 다리를 모아주는 역할을 하며, 총 다섯 개의 근육으로 이루어져 있습니다. 이 근육 중 가장 넓고 큰 근육인 **큰모음근**이 있는데 이 근육의 일부 아래쪽의 섬유들이 햄스트링과 같이 엉덩관절을 펴주는 역할을 합니다.

이번에는 종아리의 근육을 잠시 알아볼게요. '스쿼트에 왜 종아리의 근육이 중요할까?'라는 생각이 들 수 있는데요. 우리가 스쿼트와 같은 쪼그려 앉는 동작을 할 때는 엉덩관절, 무릎관절뿐만 아니라 발목관절에서도 운동이 일어나요. 이 발목관절의 운동과 관련이 있는 것이 바로 종아리에 있는

핏블리의 피트니스 해부학

근육인데요. 대표적으로 우리 **발꿈
치힘줄(아킬레스건)을 이루는 근육**
들을 볼 수 있어요.

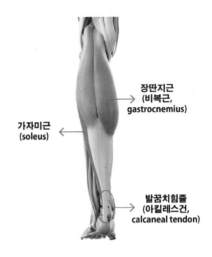

장딴지근
(비복근,
gastrocnemius)

가자미근
(soleus)

발꿈치힘줄
(아킬레스건,
calcaneal tendon)

발꿈치힘줄의 기능 문제에 의해
발목이 움직일 수 있는 범위가 작아
지면, 스쿼트를 깊게 앉을 수가 없어
요. 그래서 발꿈치힘줄을 이루는 근
육의 기능도 스쿼트에서 중요합니
다. 이 발꿈치힘줄은 두 개의 근육으
로 이루어져 있는데요. 이 근육들은
발목관절을 지나 발꿈치뼈에 붙어서 발꿈치를 들어 올리는 역할을 합니다.

두 개의 근육 중 더 피부에 가까이 있는 근육은 **장딴지근**으로 이 근육은
무릎 쪽에 붙어있는 부분이 두 갈래로 나누어져 있고 종아리 중간 부분부터
힘줄로 되어있어서 우리가 발꿈치를 들어올리면 종아리 위부분에 근육이 갈
라져 보여요. 나머지 하나의 근육은 생선 가자미를 닮았다 하여 가자미근이
라 부르는데 이 두 근육의 힘줄이 합쳐지며 발꿈치힘줄을 이루어요.

이 근육들이 발꿈치뼈에 붙어 수축하면 발꿈치를 들어 올리듯, 반대로
이 근육을 늘리면 우리가 쪼그려 앉기와 같은 동작이 가능해요. 따라서 이
발꿈치힘줄이 충분히 늘어나지 못하면 발목의 가동범위를 충분하게 사용할
수 없어 스쿼트를 깊이 앉기 어렵습니다.

이제 다리에 붙은 근육이 아닌 몸통에 있는 근육을 조금 알아볼 텐데요.
바로 몸통의 뒤에 있는 **척주세움근**입니다. 이 척주세움근은 척주를 따라 길
게 붙어있으며 섬세한 움직임보다는 몸통을 뒤로 젖혀준다거나 굽혀진 몸통
을 펴는 등 큰 움직임에 관여해요. 그리고 이 근육들은 척주를 따라 길게 내
려와 우리 엉치뼈와 골반의 뒤쪽에 붙어있기 때문에 허리 아래쪽에서 수축

할 경우 골반을 앞으로 기울이는 역할을 할 수 있어요.

여기까지 우리가 스쿼트를 할 때 사용되는 큰 근육들을 위주로 간단한 근육의 형태와 기본적인 움직임을 살펴보았습니다.

정확한 스쿼트 자세가 아직 어려운 경우, 스쿼트의 종류와 관계없이 허벅지 앞쪽에만 강한 자극을 느끼는 경우가 많습니다. 하지만, 스쿼트는 우리가 올바른 자세로 제대로 한다면 우리 몸 뒤쪽에 있는 볼기근과 햄스트링과 같은 엉덩관절을 펴주는 근육들을 충분히 강화할 수 있는 운동입니다.

개인의 뼈 생김새와 유연성에 따라 다른 스쿼트 자세

골반이 넓은 경우에는 좁은 사람보다 상대적으로 양발의 간격을 넓혀야 더 깊게 스쿼트를 내려갈 수 있어요. 보통 여자의 골반 형태는 남자보다 더 넓고 엉덩관절을 이루는 절구오목이 조금 더 앞쪽을 보고 있다고 합니다. 그래서 발의 간격은 조금 더 넓게 하여 스쿼트를 하는 것이 맞지만, 발끝의 방향까지 너무 바깥을 보게 하여 엉덩관절의 가쪽돌림을 과하게 할 경우에 엉덩관절의 앞부분이 불편한 현상이 생길 수 있어요. 그래서 스쿼트를 내려갔을 때 엉덩관절의 앞쪽에 불편함이 느껴질 경우 발끝과 무릎의 방향을 조절하여야 하고 이 각도는 사람마다 차이가 있을 수 있습니다.

개인의 뼈 모양을 눈으로 모두 확인하기는 어려워요. 특히 전문가의 도움없이 자신의 관절모양과 관절가동범위를 정확히 알기 어렵고, 또 관절의 모양뿐만 아니라 개인의 근육과 인대의 유연성도 움직임을 제한하는데 원인이 됩니다. 따라서 자신에게 맞는 스쿼트 방법을 찾기 위해 중량운동에 들어가기 전 맨몸으로 관절에 불편함이 없는 자세를 먼저 찾아야 합니다.

- 스쿼트는 하체의 엉덩관절, 무릎관절, 발목관절 모두에서
  움직임이 일어난다.

- 스쿼트에서 일차적으로 사용되는 근육으로는 넙다리네갈래근과
  볼기근들이 있다.

- 스쿼트에서 이차적으로 사용되는 근육으로는 넓적다리의 모음근,
  넓적다리뒤근육, 그리고 상체의 안정화와 복압 유지를 위한
  척주세움근과 배근육들이 있다.

- 개인의 뼈 모양에 따라 스쿼트에서 양발의 간격과 발끝의 방향 등
  알맞은 스쿼트 자세가 다를 수 있다.

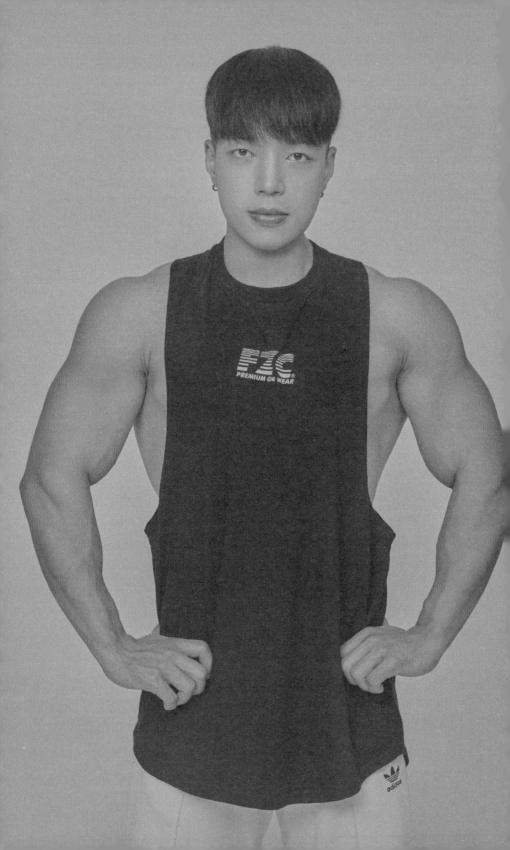

6강
어깨 해부학

어깨관절의 안정화와
운동에 대한 해부학적 이해

나이와 성별을 따지지 않는 어깨운동의 중요성

어깨의 안정화

어깨의 외형을 만들어주는 어깨세모근

나이와 성별을 따지지 않는 어깨운동의 중요성

어깨가 넓으면 상대적으로 머리가 조금 더 작아보이거나, 허리가 잘록해보일수 있기 때문에 몸의 비율이 좋아보이고 싶고 멋진 옷태를 가지고 싶어 어깨운동을 열심히 하는 경우도 많아요. 그런데 운동을 하면서 의외로 자주 다칠 수 있는 부분이 어깨에요. 뉴스나 기사에서 어깨통증, 굳은 어깨 움직임에 대한 이야기를 자주 접할 수 있습니다.

나이와 성별을 따지지 않고 어깨는 운동에 있어 중요한 부위입니다. 그런데 운동을 처음 시작하시는 분들은 이 어깨 운동이 조금 어려울 수 있습니다.

어깨는 운동 방법이 어렵게 느껴지는 만큼 해부학적으로도 복잡한 구조로 되어있습니다. 어깨 해부학에서는 웨이트에 필요한 해부학적 지식을 쉽게 전달하기 위해 어깨를 크게 두 가지 부분으로 나누어 설명해보겠습니다.

하나는 "어깨의 안정화"이고, 다른 하나는 외적으로 보이는 "어깨의 큰 근육인 어깨세모근(삼각근, deltoid)"에 대한 설명입니다. 외형적으로 보여지는 신체 비율이나 옷태를 위해서는 어깨세모근의 크기와 형태가 매우 중요한데요. 사실 이 어깨세모근을 잘 키우기 위해서는 어깨의 안정화가 우선되어야 합니다.

어깨의 안정화

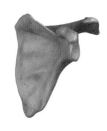 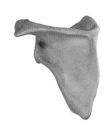 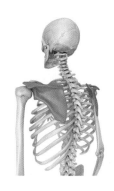

어깨뼈(견갑골, scapula)의 앞면   어깨뼈(견갑골, scapula)의 뒤면

해부학을 따로 공부하지 않아도 날개뼈 또는 견갑골이라는 단어는 우리에게 익숙한 단어입니다. 한글로 **어깨뼈(견갑골, scapula)**라 부르는 이 뼈는 등에서 쉽게 볼 수 있는 뼈에요. 어깨뼈는 납작한 삼각형 모양으로 생겨서 우리 등에 붙어있어요. 등을 보면, 가운데 길게 척주가 있고 그 옆으로 갈비뼈가 있어 넓고 둥근 형태를 유지하고 있는데요. 등에서 보이는 갈비뼈 위에 어깨뼈가 붙어있는 형태라고 보면 됩니다. 그래서 우리 등의 가쪽에서 쉽게 확인할 수 있는데요. 특히 팔을 벌려서 날갯짓하듯 이리저리 움직일 때 등에서 이 어깨뼈가 움직이는 것을 확인할 수 있습니다. 팔을 움직이는데 등에 있는 뼈가 움직이고 이 뼈를 어깨뼈라고 부르는 이유는 어깨뼈가 우리 몸통과 팔

을 연결해주는 뼈 중 하나이기 때문입니다. 실제로 어깨 운동을 하는 근육들과 팔을 움직이는 많은 근육이 어깨뼈에 붙어있어요.

어깨뼈의 가쪽으로는 접시처럼 얕고 둥근 오목한 부위가 있는데요. 그 부위를 접시오목(관절와, glenoid fossa)이라 부르고, 여기에 우리 위팔뼈(상완골, humerus)가 닿아 **어깨관절(견관절, shoulder joint)**을 이루고 있어요.

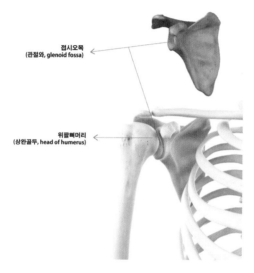

접시오목
(관절와, glenoid fossa)

위팔뼈머리
(상완골두, head of humerus)

위팔뼈는 과거에 상완골이라 부른 뼈인데요. 우리가 팔에서 팔꿉관절을 기준으로 위에 있는 부분을 위팔, 아래에 있는 부분을 아래팔이라 부르고, 위팔에 있는 뼈는 이름도 쉽게 **위팔뼈**입니다. 이 위팔뼈의 위쪽 가장 끝부분은 둥근 형태를 하고 있는데요. 우리도 몸 위에 둥근 부분을 머리라 하듯이, 뼈에서도 이렇게 둥근 위쪽 끝부분을 머리라고 불러요.

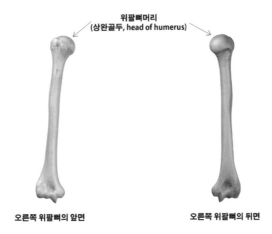

위팔뼈머리
(상완골두, head of humerus)

오른쪽 위팔뼈의 앞면   오른쪽 위팔뼈의 뒤면

둥근 위팔뼈머리와 어깨뼈의 접시오목이 만나 어깨관절을 이루고 있어요. 이 어깨관절도 엉덩관절과 같이 운동성이 큰 절구관절(ball and socket joint) 입니다. 그런데 접시오목은 엉덩관절과 다르게 깊이도 얕고 모양도 타원형으로 넓지 않아요. 그래서 어깨관절은 종종 골프티 위에 올려진 골프공이라고 비유됩니다.

그래서 어깨관절은 움직일 수 있는 범위가 크기 때문에 거의 180° 정도의 팔의 굽힘이 가능합니다. 하지만 **잘 움직일 수 있는 만큼 관절이 가지고 있는 안정성은 떨어집니다.** 그래서 이러한 관절의 불안정성을 잡아주기 위해 어깨관절 주변은 근육들로 잘 보강되어 있어요. 회전근개라는 말을 뉴스 혹은 운동하면서 많이 듣게 되는데요. 이게 바로 어깨의 불안정성을 보완해주는 어깨관절에 있어 매우 근육들입니다. 과거에는 회전근개라고 불렸는데 지금은 **근육둘레띠(회전근개, rotator cuff)**라고 부르며, 총 네 개의 근육으로 구성되어 있습니다. 골프티를 어깨뼈로 생각하고 골프공을 위팔뼈머리라고 했을 때, 골프티와 골프공을 함께 꽉 잡은 것처럼 근육이 감싸고 있다고 생각하면 돼요.

       핏블리의 피트니스 해부학

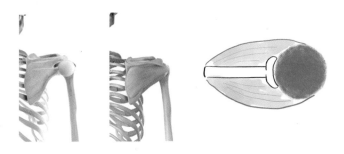

이 근육들은 삼각형으로 생긴 어깨뼈의 앞뒤로 붙어 다양한 방향에서 위팔뼈로 모여 어깨관절을 잘 잡아주면서, 위팔뼈의 머리를 거의 완전히 둘러싸게 됩니다. 여러 방면에서 근육이 오기 때문에 위팔뼈머리를 고정하는 것 외에도 팔의 다양한 움직임과 관련이 있습니다.

근육둘레띠 중 어깨뼈의 뒤면에 세 개의 근육이 있는데요. 두 개의 근육 이름은 **가시위근(극상근, supraspinatus), 가시아래근(극하근, infraspinatus)** 으로 모두 가시(극, spine)라는 단어와 관련이 있어요. 어깨뼈의 뒤면을 보시면 뒤로 길게 가시처럼 튀어나온 부분이 있는데, 이것을 해부학용어로 어깨뼈가시(견갑극, spine of scapula)라고 불러요. 그 어깨뼈의 가시 위와 아래에 근육이 있어서 하나는 가시위근, 다른 하나는 가시아래근이라고 부릅니다. 가시위근은 근육둘레띠 중 어깨관절에서 가장 위쪽에 붙어있습니다. 어깨뼈를 고정해둔 상태에서 가시위근을 수축하면 팔을 벌리는 동작을 할 수 있어요. 우리가 자주 하는 어깨세모근 운동 중 팔을 벌리는 사이드 레터럴 레이즈 동작을 많이 하는데요. 그렇게 팔을 옆으로 벌리는 동작을 시작할 때 이 근육이 사용된다고 보시면 됩니다.

그 아래에 있는 근육인 가시아래근은 뒤에서 거의 가로로 붙어있는 모양입니다. 그래서 이 근육이 수축하면 위팔뼈가 당겨지면서 제자리에서 회전을 해요. 그 동작을 우리는 돌림이라고 하는데 몸에서 가쪽으로 돌아가는 가쪽돌림이 일어납니다. 가시아래근 바로 밑에 붙어있는 근육으로 **작은원근(소**

원근, teres minor)이 있는데 이 근육도 기능은 가시아래근과 같아요. 마지막 하나의 근육은 어깨뼈의 앞쪽에 있고 앞면 전체에 넓게 부착되어 위팔뼈 쪽으로 뻗어있어요. **어깨밑근(견갑하근, subscapularis)**이라 불리는 이 근육도 수축하면 위팔뼈가 제자리에서 도는 돌림이 일어나는데, 다른 근육들과 반대로 어깨뼈의 앞면에 붙어서 안쪽으로 돌아가는 안쪽돌림이 일어납니다.

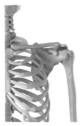 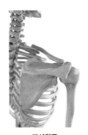 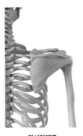 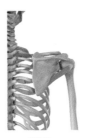

어깨밑근
(견갑하근, subscapularis)　　**가시위근**
(극상근, supraspinatus)　　**가시아래근**
(극하근, infraspinatus)　　**작은원근**
(소원근, teres minor)

이 근육들의 부상은 어깨를 많이 사용하는 운동선수뿐만 아니라 모두에게서 발생할 수 있는데요. 이 근육들에 문제가 생기면 일상생활에서 팔을 움직이는 데 큰 불편함을 느낄 수 있습니다. 그래서 어깨관절의 불안정성이 있는 경우에는 이 근육들을 강화해주는 운동을 미리 해주는 것이 좋습니다. 그래서 어깨세모근 운동을 하기 전에 가벼운 무게로 팔을 옆으로 벌리거나 돌림운동을 통해 몸을 풀고 하는 경우가 많습니다.

근육둘레띠뿐만 아니라 어깨 안정화와 관련해서 굉장히 중요한 것이 있어요. 어깨세모근 강화 운동은 여러 가지가 있지만, 대표적으로 어깨의 프레스 운동과 레이즈 운동을 많이 알고 계실텐데요. 이때 어깨뼈의 위치 또는 어깨뼈

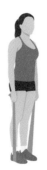 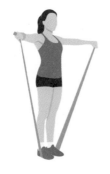

밴드를 이용한 어깨 운동

의 안정화가 중요하다는 이야기를 많이 들어보셨을 거에요. 어깨관절의 안정화에 대해 근육둘레띠로 설명을 하였지만, 여기서 말하는 어깨의 안정화 부분은 근육둘레띠와는 또 다른 이야기입니다

어깨뼈의 가쪽에는 접시오목이 있어 자유롭게 움직이는 우리 팔이 연결되어 어깨관절을 이룬다고 설명했는데요. 이 어깨뼈가 관절하고 있는 또 다른 뼈는 몸의 앞쪽에 있는 빗장뼈(쇄골, clavicle)입니다. 어깨뼈 뒤에 가시처럼 길게 튀어나온 어깨뼈가시는 어깨의 가쪽에서 앞쪽으로 휘어지며 끝이 나는데 이 앞부분을 어깨뼈의 봉우리(견봉, acromion of scapula)라고 불러요. 이 봉우리와 빗장뼈의 끝부분이 만나 서로 관절해있습니다.

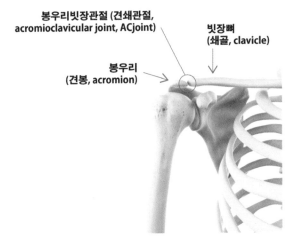

반면, 어깨뼈는 등쪽에서 쉽게 볼 수 있지만 등에서 다른 뼈와 실제로 관절하는 부분이 없습니다. 그렇다면 우리 어깨뼈는 쉽게 등에서 떨어질 수 있을 것 같은데 쉽게 떼어낼 수 없습니다. 뼈끼리 관절은 하고 있지 않지만, 등에서 어깨뼈 주변으로 많은 근육이 연결되어있어 어깨뼈가 등에 잘 붙어있어요. 그래서 등쪽의 갈비뼈와 어깨뼈는 실제로는 관절을 하고있지는 않지

만, 주변 근육들이 수축하면서 갈비뼈 위에서 어깨뼈의 움직임이 일어나는 가상의 관절이라고 보시면 됩니다.

어깨뼈가 이렇게 몸통에 잘 붙어있는 것과 관련하여 자주 언급되는 중요한 근육이 하나 있습니다. 어깨, 가슴, 등과 같은 상체 운동을 하다 보면 전거근이라는 말을 한 번씩 들어볼 수 있습니다. "전거근이 약하다.", 혹은 "전거근 강화운동을 해야한다.", 이런 이야기를 종종 하는데요. 한글용어로 **앞톱니근(전거근, serratus anterior)**이라고 부릅니다.

어깨, 가슴, 등의 근육들이 모두 어깨뼈나 위팔뼈에 붙어있는 근육들이기 때문에 이 근육들을 잘 운동하기 위해서는 어깨뼈가 몸통에 잘 붙어있는 어깨의 안정성이 기본적으로 중요하게 됩니다. 이때 우리 **어깨뼈를 갈비뼈에 잘 붙어있게 해주는 근육**이 바로 앞톱니근입니다. 사실 이 앞톱니근은 어깨뼈와 갈비뼈 사이의 깊은 곳에 붙어 있어서 전체적인 형태를 직접 보기는 매우 힘든 근육이에요. 하지만 우리 몸의 앞면에서 앞톱니근의 일부를 볼 수 있습니다. 운동을 많이 하고 다이어트가 어느 정도 되어있는 상태의 정면 사진을 보면, 가슴 근육 아래로 톱니모양의 근육이 보입니다.

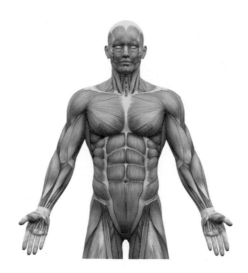

핏블리의 피트니스 해부학

앞톱니근의 경우, 근육의 앞쪽 부분이 갈비뼈 하나하나에 붙어 톱니처럼 생겼어요. 이렇게 갈비뼈에 붙어 뒤쪽으로 가서 어깨뼈 안쪽에 붙는데요. 쉽게 생각하시면 손을 펼쳤을 때 손가락은 하나하나 갈비뼈에 톱니모양처럼 붙고 손바닥이 갈비뼈를 타고 뒤로 가 손등 위에 어깨뼈가 닿아있는 상태라고 보시면 됩니다. 그래서 앞톱니근은 우리 어깨뼈를 갈비뼈에 붙이는 역할을 하고, 이 근육의 기능이 정상일 경우 우리가 팔로 벽을 밀 때 어깨뼈가 등에서 뜨지 않고 붙어있습니다.

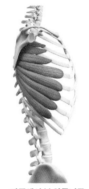 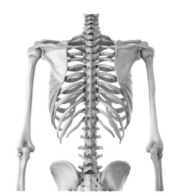

가쪽에서 본 앞톱니근
(전거근, serratus anterior)　　　　**뒤에서 본 앞톱니근**

만약, 이 근육의 기능이 문제가 있거나 근육의 기능을 담당하는 신경에 이상이 생기면 어깨뼈가 제 위치에 있지 못하는 경우가 생깁니다. 예를 들어 어깨 운동으로 숄더 프레스를 한다고 생각해볼게요. 덤벨을 들어 올릴 때 어깨뼈에서 회전 운동이 일어나는 것은 당연하지만, 어깨뼈가 몸통에서 뜬다거나 하는 불안정함이 있으면 우리가 타겟으로 하는 근육을 제대로 운동할 수 없어요. 그래서 상체 운동에서 어깨뼈의 안정화가 중요하고 이 부분을 담당하는 앞톱니근의 기능과 운동도 매우 중합니다. 앞톱니근이 많이 약해서 어깨의 안정화가 어려운 경우에는 웨이트 전에 앞톱니근 활성화 운동을 해주는 것도 좋습니다.

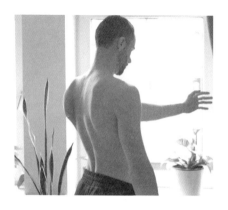

앞톱니근의 문제로 인한 날개어깨뼈증후군
(익상견갑증후군, winged scapula syndrome)

　그런데 어깨를 안정화시키는 것은 매우 중요하지만 그렇다고 어깨 운동
을 할 때 어깨뼈가 아예 안 움직이는 것은 아닙니다. 어깨뼈는 어깨를 으쓱
올렸다가 아래로 끌어내리는 것처럼 위, 아래로 움직일 수도 있고, 갈비뼈를
따라 앞쪽으로 미끄러질 수도 있고 뒤로 모을 수도 있어요. 앞뒤로 갈비뼈를
따라 움직이는 운동은 로우와 같은 등 운동을 생각하면 쉽게 이해될거에요.
　어깨뼈는 덤벨프레스를 할 때처럼 팔을 들어 올리거나 내릴 때 위팔뼈
의 움직임과 함께 회전도 가능해요. 우리가 팔을 옆으로 벌릴 때 30° 정도
까지는 어깨뼈의 회전 없이 가능하지만, 그 이상부터는 위팔이 벌어지면
서 어깨뼈가 함께 회전해요. 그러한 현상을 **어깨위팔리듬(견갑상완리듬,**
scapulohumeral rhythm) 이라고 합니다. 이 움직임은 보통 2:1의 결과로 나
타난다고 이야기하는데요. 예를 들어 팔 전체를 90° 정도 벌린다면, 60°는
위팔뼈와 어깨뼈 사이에서 일어난 운동이지만, 나머지 30°는 어깨뼈가 회전
한 결과에요. 그렇기 때문에 우리가 어깨 운동을 할 때 팔을 들어 올리는, 특
히 프레스 동작을 할 때 이 어깨뼈의 회전을 고려하지 않은 채로 운동을 하
면 뼈의 구조적 형상에 의해 어깨관절의 손상을 입을 수 있어요.

핏블리의 피트니스 해부학

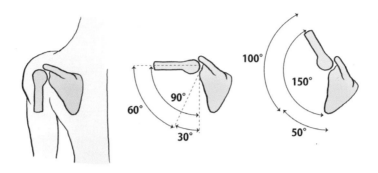

어깨위팔리듬에 의해 팔을 90°로 벌릴 경우, 위팔뼈와 어깨뼈 사이에서 60°의 움직임과
어깨뼈의 회전이 30° 더해진 결과이다. 팔을 150° 정도로 벌린다면 위팔뼈와 어깨뼈
사이에서 100°의 움직임이 일어나고, 어깨뼈의 50° 회전이 일어난다.

어깨의 외형을 만들어주는 어깨세모근

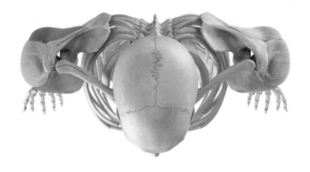

이제 어깨의 안정성에 대해 공부하였으니 어깨 외형을 만들어주는 **어깨세모근**에 대해 알아볼게요. 우리 어깨는 앞면부터 옆면, 그리고 뒷면까지 감싸고 있는 어깨세모근이 있으며 어깨의 전체적인 형태를 만들어줍니다. 우리 어깨뼈는 앞쪽으로 튀어나온 봉우리가 빗장뼈와 관절하고 있는데요. 우리 어깨세모근의 앞쪽은 빗장뼈의 가쪽 1/3지점에 붙어있고, 가운데 부분은 이 어깨뼈의 봉우리, 나머지 뒤쪽은 어깨뼈가시에 붙어서 어깨를 앞에서 뒤까지 다 감싸고 있습니다.

이 근육은 앞, 옆, 뒤 모두에 붙어 위쪽은 넓지만 아래로 내려와 위팔뼈에 닿는 지점은 한곳으로 좁아지기 때문에 역삼각형의 모양을 가지고 있습니다. 그래서 어깨세모근의 앞부분은 어깨의 앞쪽에서 위팔의 가쪽에 붙어서 우리 팔을 앞쪽으로 들어 올릴 수 있고 안쪽돌림도 가능합니다. 가운데 부분은 팔을 몸에서 벌리는, 즉 옆으로 들어 올리는 역할을 하며, 뒤쪽섬유는 팔을 뒤로 들어올리는 어깨관절의 폄과 가쪽돌림이 가능합니다. 그래서 우리가 어깨세모근의 강화를 위해 레이즈 동작을 할 때 앞, 옆으로 들어 올리거나, 어깨뼈를 기준으로 위팔을 뒤로 보내는 리어 델토이드 운동을 합니다.

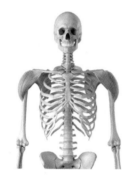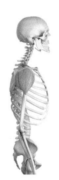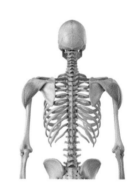

단, 이런 **레이즈와 같은 동작을 할 때 주의하실 점은 등세모근(승모근, trapezius)의 개입을 최소화**하는 것이에요. 어깨뼈는 으쓱하는 것과 같이 올라갈 수 있다고 하였는데요. 어깨세모근의 기능을 보면 어깨를 으쓱 들어 올리는 것이 아닌, 어깨를 두고 위팔을 들어 올리는 운동을 하는 근육입니다. 따라서 팔을 들어 올릴 때 어깨를 함께 올리면 목 부분의 등세모근이 많이 개입될 수 있으니, 이 점을 주의해서 운동하시면 더욱 효과적으로 어깨세모근 운동을 할 수 있습니다.

핏블리의 피트니스 해부학

그리고 뒤쪽섬유에서 돌림도 한다고 했는데, 어깨세모근 운동 중에 페이스 풀 동작을 한번 볼게요. 이 동작은 손을 얼굴로 당기면서 위팔을 가쪽돌림 시키고 팔꿈치를 몸 뒤쪽으로 보내면서 어깨관절에서 위팔의 폄을 만드는 동작입니다. 동작을 분석해보니 우리 어깨세모근의 뒤쪽섬유가 할 수 있는 운동과 같은 것을 알 수 있는데요. 단순한 레이즈와 달리 초보자들에게 생소할 수 있는 페이스 풀과 같은 동작도 이렇게 근육의 생김새와 기능을 잘 생각하면 더 쉽게 이해할 수 있습니다.

이 모든 어깨 운동과 안정화에서 중요한 것이 하나 있는데요. 아까 우리 어깨뼈는 등쪽 갈비뼈에 붙어있다고 했어요. 우리 갈비뼈는 타원형 원통으로 생겨있기 때문에 **어깨뼈는 등에 일자로 붙어있는 것이 아니라 약간 35° 정도 사선 앞쪽으로 붙어있습니다.** 그래서 팔을 옆으로 벌리는 사이드 레터럴 레이즈나 팔을 위로 들어 올려 덤벨을 미는 프레스 운동을 할 때, 위팔의 각도를 약간 사선 앞으로 하는 것입니다. 이렇게 어깨뼈가 사선 앞쪽으로 있는 것은 우리가 아는 라운드 숄더와는 다른 거에요.

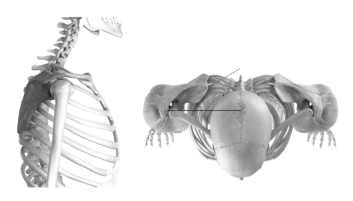

라운드 숄더는 잘못된 자세와 관련하여 많이 듣는 단어에요. 스마트폰이나 컴퓨터 사용 시간이 길어지면서 등이 둥글게 굽게 되고 이때, 등쪽에 붙어있는 어깨뼈가 갈비뼈를 타고 위가쪽으로 이동하며 어깨가 앞쪽으로 말린

현상을 이야기합니다. 이 경우, 우리 어깨뼈를 몸통에 잘 붙어있게 해주는 등의 근육 중 일부가 늘어나 있고, 몸통 앞쪽에서 가슴의 근육 중 일부가 짧아져 있을 가능성이 커요. 그래서 라운드 숄더와 관련된 부분은 등과 가슴의 근육을 공부하며 간단히 살펴보도록 하겠습니다.

근육둘레띠 운동

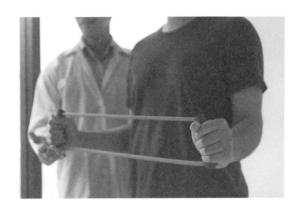

피티를 받으실 때도 그렇고, 운동하시는 분들을 살펴보면 어깨 운동하기전에 가볍게 팔을 움직이며 이 근육둘레띠부터 운동하고 시작하는 경우가 많아요. 그리고 어깨를 키우기 위한 것 뿐만 아니라 병원에서 어깨관절이 불안정에 대한 진단을 받으신 분들 또한 어깨 재활을 위해 이 근육들의 운동을 해야한다는 이야기를 들어보셨을 거에요.

근육둘레띠를 강화하는 어깨 안정성 운동을 할 때는 밴드나 무게가 적은 덤벨을 이용하여 팔을 돌리거나 살짝만 드는 동작을 하게됩니다. 이때 주의할 사항은 어깨뼈의 고정이에요. 근육둘레띠는 어깨뼈에서 위팔뼈로 붙어있는 근육들이기 때문에 어깨뼈를 잘 고정시킨 다음 위팔뼈만 회전되거나 30° 정도의 벌림운동을 해야합니다. 그래서 가쪽, 안쪽돌림 운동을 할 때 어깨뼈 앞뒤로 움직이지 않도록 잘 고정하기 위해 겨드랑이 사이에 수건 같은 것을 끼운 상태로 해도 돌림운동을 해도 좋습니다. 그리고 이 근육둘레띠가 약한 상태에서 너무 큰 무게를 이용할 경우 운동되어야할 근육둘레띠가 운동되는 것이 아니라 다른 큰 근육의 개입이 먼저 일어나서 운동 목적과 다른 결과물이 나올 수 있어요. 따라서 무게의 욕심을 내지 않고 작은 무게로 운동해주시는 것이 더욱 효과적입니다.

앞톱니근 운동

앞톱니근이 약할 경우 어깨뼈가 몸통에 잘 붙어있지 못하게 되고, 팔을 움직이는 여러 상체 운동을 할 때 운동이 제대로 안될 수 있어요. 그럴때는 앞톱니근의 활성화를 위해 운동을 따로 해주는 것이 좋은데요. 다양한 방법의 앞톱니근 운동이 있습니다. 이 운동을 할 때 공통적으로 핵심이 되는 부분은 어깨뼈가 등에서 뜨는 것이 아닌 등쪽의 갈비뼈에 붙은 상태로 움직이는 것을 느끼면서 운동하는 것이 좋습니다.

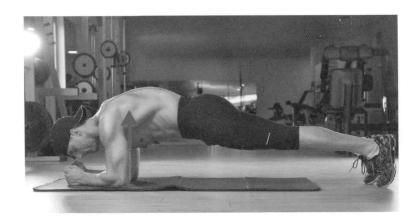

핏블리의 피트니스 해부학

- 어깨관절은 어깨뼈의 접시오목과 위팔뼈머리가 만나 이루어진 절구관절이다.

- 어깨뼈의 접시오목은 얕아 위팔뼈머리를 잘 감싸주지 못하기 때문에 주변에 많은 근육과 인대들이 어깨의 안정성을 보강하고 있다.

- 어깨관절의 안정화를 위한 근육으로 근육둘레띠가 있으며, 가시위근, 가시아래근, 작은원근, 어깨밑근이 있다.

- 앞톱니근은 갈비뼈와 어깨뼈에 붙어서 어깨뼈를 몸통에서 뜨지 않도록 안정적으로 잘 붙여주는 역할을 한다.

- 어깨세모근은 앞, 중간, 뒤섬유로 나누어 기능을 설명할 수 있다.

- 어깨세모근의 앞섬유는 위팔의 굽힘과 안쪽돌림, 중간섬유는 팔의 벌림, 뒤섬유는 위팔의 폄과 가쪽돌림이 가능하다.

어깨 해부학

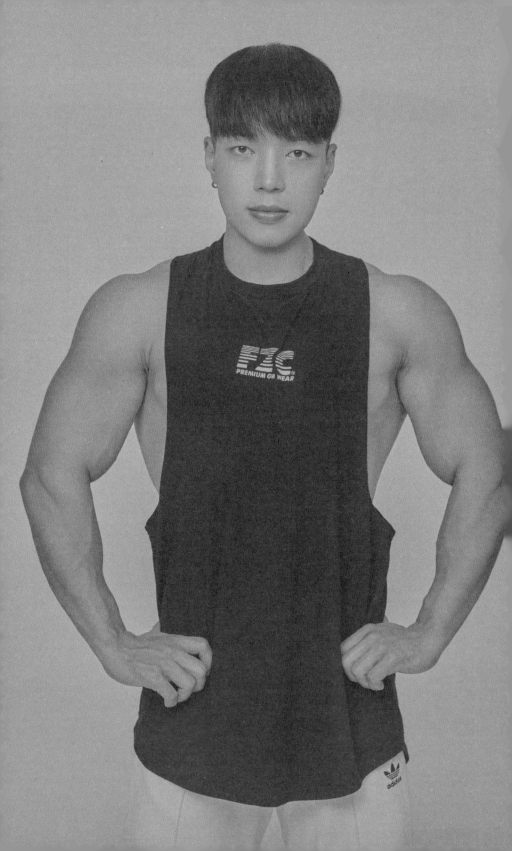

7강
등 해부학-①

등의 얕은층에 위치한
근육에 대한 해부학적 이해

왜 등 운동을 할 때 팔을 많이 움직이는 걸까?

왜 등 운동을 할 때 팔을 많이 움직이는 걸까?

등 운동의 여러 가지 동작 중 랫풀다운이나 로우와 같이 팔을 움직이는 동작이 많습니다. 등 운동을 하는데 왜 팔을 움직이며 운동을 하는 걸까요?

우리 근육은 뼈에서 뼈로 붙어있기 때문에 근육이 붙어있는 위치를 알면 그 근육이 하는 기능을 예상할 수 있어요. 등에서 볼 수 있는 뼈 중 하나는 어깨뼈(견갑골, scapula)입니다. 그래서 등에 있는 근육 중 일부는 **어깨뼈 주변에 붙어서 어깨뼈의 움직임을 담당**하고 있습니다. 그리고 일부 근육은 **위팔뼈에 붙어서 팔의 움직임과 관련**이 있는 근육들이 있어요. 그래서 등 운동 중 팔을 움직이는 동작이 많습니다.

등에서 또 볼 수 있는 뼈로 갈비뼈(늑골, ribs)와 척주(vertebral column)가 있는데요. 갈비뼈는 몸의 앞에서부터 뒤의 척주까지 연결되어 몸통을 이루고 있어, 등이 넓고 둥근 형태를 유지할 수 있습니다. 갈비뼈 등쪽부분 가쪽에 어깨뼈가 있고, 여러 근육들에 의해 붙어있어요. 그리고 이 양쪽 어깨뼈 옆으로 위팔뼈(상완골, humerus)가 관절하기 때문에 팔을 벌려서 날갯짓하듯 움직일 때 등에서 어깨뼈가 움직이는 것을 확인할 수 있습니다.

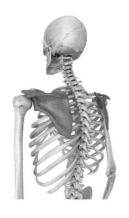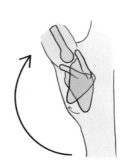

어깨뼈와 갈비뼈는 실제로 관절하고 있지는 않지만, 갈비뼈 위에서 어깨뼈의 움직임이 일어나고 그 주변으로 많은 근육이 붙어있는 가상의 관절이라고 보시면 됩니다. 이때, 붙어있는 많은 근육이 척주에서 어깨뼈에 붙어있거나 우리 위팔에 붙는 근육들이에요. 해부학적으로는 이 근육들을 등의 얕은층에 위치한 근육이라고 합니다. 어깨뼈와 갈비뼈 사이의 움직임에 관한 내용은 어깨 해부학에서 자세히 설명되어 있습니다.

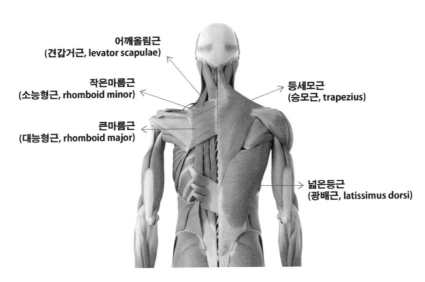

어깨올림근
(견갑거근, levator scapulae)

작은마름근
(소능형근, rhomboid minor)

큰마름근
(대능형근, rhomboid major)

등세모근
(승모근, trapezius)

넓은등근
(광배근, latissimus dorsi)

다섯 개의 근육이 **등의 얕은층에 있는 근육**으로 분류되며, 어깨뼈와 위팔뼈에 붙어서 팔과 어깨를 움직입니다. 등의 얕은층에 있다는 의미은 피부 바로 아래에 있는 근육이라는 뜻으로 다이어트가 많이 되어 피부밑에 지방이 적고 근육이 발달한 경우 등에서 잘 보이는 근육들이에요.

처음에 볼 근육은 뒤통수 아래에서 등의 중간까지 위치한 **등세모근(승모근, trapezius)**입니다.

등세모근이라는 용어는 익숙하지 않더라도 승모근이라는 단어는 일상생활에서 자주 듣는 단어인데요. 대부분 우리가 이 근육을 이야기할 때는 목 뒤와 어깨 사이를 만지며 "아 승모근이 뭉쳤어"라며 목 부분만 이야기합니다. 하지만 실제로 등세모근은 목 주변뿐만 아니라 등의 중간 부분까지 있습니다.

근육의 이름을 들었을 때, '이 근육이 어디에 붙어있겠다.' 혹은 '어떤 기능을 하겠다.' 이런 것을 예상할 수 있으면 해부학 공부가 훨씬 쉬운데요. 구용어인 승모근이라는 이름만 두고 보면 이 근육이 어떻게 생겼고 어디에 있는지 예측하기가 조금 어려워요. 이 승모근의 영어 명칭은 trapezius로 사다리꼴을 뜻합니다. 그런데 한자를 풀이하면 승모근은 승려의 모자라는 뜻인데요. 왜 등에 있는 근육의 이름이 승려의 모자가 되었을까요? 천주교 전례복 중에 등 뒤에 삼각형 모양으로 모자가 길게 내려온 것이 있어요. 우리 승모근의 전체 모습을 보면 그 모자가 내려온 모습과 굉장히 닮아서 수도승의 모자를 닮은 근육이라 이름 지어졌고, 그렇게 지어진 일본식 용어가 한자용어로 한국에 그대로 들어오면서 승려의 모자 근육인 승모근이 되었습니다. 지금은 등에 있는 세모 모양의 근육이라 하여 등세모근이라 부릅니다.

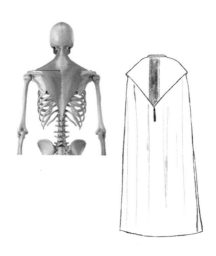

우리 근육이 삼각형으로 생겼다는 것은 한쪽은 넓고 다른 한쪽은 하나의 꼭짓점으로 모인다는 것을 뜻합니다. 등세모근의 경우 척주 라인을 따라 뒤통수부터 목뼈(경추, cervical vertebrae)를 지나 등뼈(흉추, thoracic vertebrae) 끝까지 길게 붙어있어 가쪽으로는 어깨뼈가시(견갑극, spine of scapula)와 봉우리(acromion of scapula) 그리고 빗장뼈(쇄골, clavicle) 끝부분으로 모여서 닿습니다. 그래서 이 근육은 부위마다 기능이 달라요.

우리가 목 부분으로 인식하고 있는 어깨세모근의 위쪽 섬유는 근육의 결

핏블리의 피트니스 해부학

이 어깨에서 목 쪽으로 올라가듯 있어 어깨를 위로 올리는 역할을 합니다. 어깨뼈 쪽에서 수평으로 근육 결이 있는 중간섬유는 어깨가 척주 쪽으로 서로 모일 수 있도록 해요. 그리고 아래 섬유는 위쪽 섬유와 반대로 어깨뼈에서 아래쪽으로 근육의 결이 있어 어깨뼈를 내리는 역할을 합니다.

등세모근의 아래쪽에 **넓은등근(광배근, latissimus dorsi)**이 살짝 겹쳐 있으며, 이 근육은 등의 중간부터 아래쪽을 꽉 채우고 있는데요. 넓은등근의 경우 등쪽에서는 등뼈 중간에서부터 엉덩이 위쪽의 엉덩뼈능선(장골능, iliac crest of hip bone)이라는 부분까지 붙어있고, 여기에 붙은 근육들이 가쪽으로 뻗어가 위팔뼈의 앞쪽으로 가서 닿습니다. 그래서 이 넓은등근은 팔을 우리 몸에 붙이는 모음운동을 하고 등 뒤에서 팔의 앞쪽에 붙어있기 때문에 팔의 안쪽돌림이 가능해요.

우리가 쉽게 상상할 수 있는 동작 중에서는 턱걸이를 할 때 바를 잡고 우리 몸을 바 쪽으로 끌어당기게 되면 위팔이 몸쪽으로 모이면서 넓은등근이 운동을 할 수 있어요. 만약 몸통을 고정해두고 이 동작을 한다면 랫풀다운이 됩니다.

넓은등근은 이름 그대로 등에 있는 넓은 근육이기 때문에 그립의 너비에 따라 같은 근육이지만 발달하는 부위가 달라질 수 있어요. 넓은등근의 붙어있는 형태를 보면 위쪽 섬유는 등뼈에서 거의 수평하게 팔의 안쪽으로 닿으며, 어깨뼈의 아랫부분을 살짝 덮고 있어요. 그런데 아래로 내려갈수록 근육섬유가 아래에서 위쪽으로 올라가 팔의 안쪽에 닿는 형태를 하고 있습니다. 그래서 그립을 넓게 잡아 랫풀다운을 하는 경우 위쪽의 근육섬유가 많이 늘어났다가 수축하며 자극을 많이 줄 수 있고, 그립을 좁게 잡을 경우, 팔을 좁게 하여 올리며 아래쪽의 근육섬유가 길어졌다가 수축하게 되어 등의 아래쪽에 자극을 많이 주게 됩니다. 따라서 옆구리 선명도 높이려면 바를 좁게 잡고, 등의 위쪽을 넓힐 땐 바 넓게 잡는 것이 좋다고 합니다.

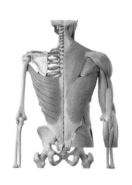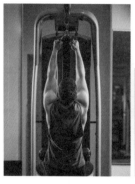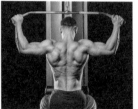

넓은등근과 랫풀다운 그립

　다음으로 볼 근육들 세 개는 등세모근보다 조금 더 깊은 곳에 있는 근육으로 어깨뼈의 안쪽에 붙어서 사선 위쪽에 있는 척추에 붙어있습니다. 그중 두 개의 근육은 생긴 모양이 마름모꼴이라서 마름근(능형근, rhomboid)이라고 부르는데요. 크기에 따라 **큰마름근(대능형근, rhomboid major)**과 **작은마름근(소능형근, rhomboid minor)**으로 나누어 부릅니다. 그런데 실제 해부를 해보면 이 근육들이 종종 하나로 합쳐져 있는 경우를 볼 수 있어요. 마름근은 어깨뼈 안쪽을 따라붙어 아래쪽 목뼈부터 등뼈까지 사선 방향으로 붙어있습니다.

　다른 하나의 근육은 마름근 보다 위쪽의 어깨뼈 안쪽에 붙어서 목뼈로 올라 닿는 근육입니다. 그래서 이 근육을 수축하면 어깨뼈를 목뼈 쪽으로 당겨 올릴 수 있어 **어깨올림근(견갑거근, levator scapulae)**이라고 합니다. 근육이 사선 방향으로 붙어있어 어깨뼈를 올릴 수도 있지만, 살짝 돌려서 어깨뼈 가쪽에 있는 접시오목을 내릴 수도 있습니다. 즉, 오른쪽 어깨올림근이 수축할 경우 오른쪽 어깨뼈를 시계방향으로 돌릴 수가 있습니다. 또한, 마름근의 기능도 어깨올림근과 비슷하게 어깨를 들어 올리거나 돌리는 역할을 합니다.

등세모근과 마름근이 비슷한 위치에 겹쳐있는 것을 볼 수 있는데요. 등세모근의 중간, 아래섬유 운동을 할 때 마름근의 운동이 함께 일어납니다. 로우 동작을 보면, 양쪽 어깨뼈를 서로 모으면서 운동을 할 경우, 등세모근과 마름근이 함께 운동이 됩니다.

그리고 이 마름근은 앞으로 어깨가 둥글게 말린 자세인 라운드 숄더와 관련하여 이야기가 많이 나오는 근육인데요. 이 경우 우리 양쪽 어깨뼈가 서로 멀어지며 갈비뼈를 타고 앞으로 가서 어깨가 앞으로 말리게 됩니다. 그 상태로 오래 있게 되면 우리 등 뒤의 근육들이 늘어난 상태로 있게 되는데, 특히 이 마름근이 어깨뼈의 안쪽면에 붙어있기 때문에 어깨뼈가 멀어지면서 영향을 많이 받게 됩니다.

넓은등근이 어깨뼈를 덮고 위팔뼈로 지나가는 것과 비슷하게 어깨뼈 아래에 붙어서 위팔뼈 앞쪽으로 가는 등의 근육이 하나 더 있어요. 위팔뼈에 닿는 위치도 넓은등근과 비슷한 이 근육은 **큰원근(대원근, teres major)**입니다. 이 근육은 어깨뼈에서 위팔뼈의 앞쪽에 붙어있기 때문에 우리 위팔을 모을 수 있고, 또 안쪽으로 돌릴 수도 있습니다.

큰마름근
(대능형근, rhomboid major)

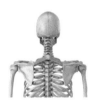
작은마름근
(소능형근, rhomboid minor)

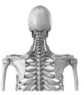
어깨올림근
(견갑거근, levator scapulae)

큰원근
(대원근, teres major)

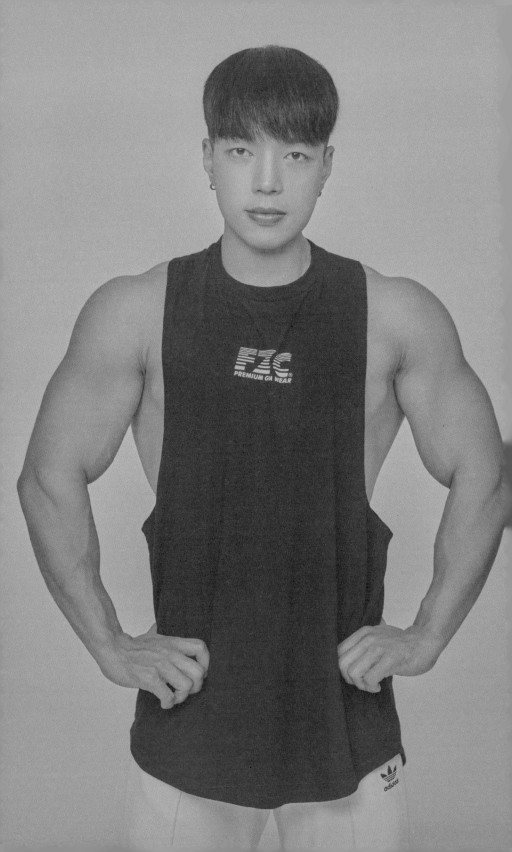

8강
등 해부학-②

등의 깊은층에 위치한
근육에 대한 해부학적 이해

등에 있는 근육은 팔만 움직이는 걸까?

척주를 움직이는 근육들

등에 있는 근육은 팔만 움직이는 걸까?

등 해부학 1편에서는 등에 있으면서 어깨뼈와 팔의 움직임을 담당하는 근육들을 살펴보았습니다. 하지만 등을 보면 팔을 움직이는 근육만 있는 것은 아니에요.

어깨뼈를 제외하고 등에서 보이는 뼈를 살펴보면, 우리 몸의 기둥인 척주(vertebral column)가 길게 있고, 그 양옆으로 갈비뼈(늑골, ribs)가 붙어 둥근 형태로 우리 몸통을 만들고 있어요. 그래서 등의 중간층에는 척추에서 갈비뼈로 연결되어있는 근육들이 있어요. 이 근육들은 갈비뼈에 붙어서 갈비뼈의 운동, 즉 호흡과 관련된 운동을 합니다. 그리고 해부학적으로 등의 깊은층에 위치한 근육은 우리의 척주를 따라붙어서 척주의 움직임을 담당합니다.

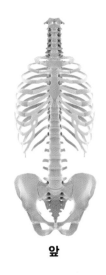
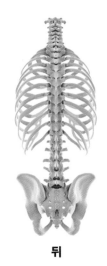

앞   뒤

우리는 웨이트 트레이닝을 위한 쉬운 해부학을 공부하는 중이기 때문에 중간층인 호흡과 관련 있는 근육들의 설명은 생략하고 넘어가도록 하겠습니다. 척주에 붙어있는 근육들을 배우기 전에 척주에 대해서 먼저 배워보도록 할게요.

우리 몸의 기둥 척주

우리 척주는 척추뼈 하나하나를 쌓아 기둥처럼 세워져 있는 것을 의미하며, 머리뼈 바로 아래의 목뼈에서부터 꼬리뼈까지 길게 이어져 있어요. 우리가 몸의 부위를 목과 등, 허리 이렇게 나누듯이 척주도 부위별로 나누어져 있습니다. **목뼈(경추, cervical vertebrae)**는 머리뼈(두개골, skull) 바로 아래에서부터 일곱 개가 있고, 그 아래로 바로 **등뼈(흉추, thoracic vertebrae)**가 열두 개, 그리고 **허리뼈(요추, lumbar vertebrae)**가 다섯 개 있습니다. 다음으로 우리 엉덩이 가운데에 단단히 만져지는 **엉치뼈(천골, sacrum)**도 척주의 일부입니다. 다섯째 허리뼈 바로 아래에 엉치뼈가 한 개 있고, 그 아래로 **꼬리뼈(미골, coccyx)**가 한개 있어서 총 26개의 척추뼈들이 서로 관절하고 있어요.

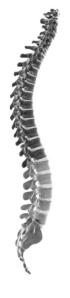

목뼈(경추, cervical vertebrae)

등뼈(흉추, thoracic vertebrae)

허리뼈(요추, lumbar vertebrae)

엉치뼈(천골, sacrum)
꼬리뼈(미골, coccyx)

감자탕 아시죠? 감자탕에 종종 감자가 없는 때도 있는데요. 감자탕에서 감자는 구황작물인 감자를 뜻하는 것이 아니라 돼지의 등뼈를 뜻한다는 이야기가 있습니다. 그래서 정확한 정보를 드리기 위해 국립국어원에 감자탕의 어원에 대해 검색해보았지만, 아쉽게도 어원 정보가 현재 남아있지 않다고 합니다.

그러면 척추뼈의 대략적인 형태를 간단히 보도록 하겠습니다. 척주의 가운데 있는 등뼈 그림을 보며 설명할게요. 우리 몸의 뼈는 하나의 뼈에도 여러 부위마다 이름이 나누어져 있습니다. 예를 들어 넙다리뼈에서 머리와 목과 같은 용어가 있듯 척추뼈도 마찬가지입니다. 척추뼈에서 가장 넓고 둥근 부분을 척추뼈의 몸통이라 하여 척추몸통(척추체, vertebral body)이라 부룹니다. 그리고 그 몸통 뒤로는 말발굽 모양의 고리가 있는데요. 이 척추고리(척추궁, vertebral arch)에서 척추몸통과 붙어있는 부분을 고리뿌리(추궁근, pedicle), 그리고 고리뿌리 뒤쪽 부분을 고리판(추궁판, lamina)이라고 합니다. 그리고 우리 척추뼈는 서로 위, 아래로 관절하고 있기때문에 위, 아래 척추뼈가 관절할 수 있는 관절돌기(articular process)가 있고, 척추뼈의 뒤로 튀어나온 가시돌기(극돌기, spinous process) 한 개와 양옆으로 튀어나온 가로돌기(횡돌기, transverse process) 두 개가 있습니다.

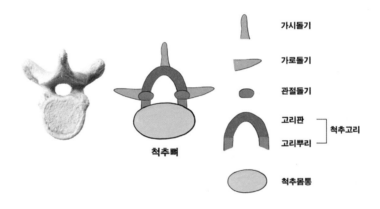

해부학을 공부하지 않아도 우리의 척주는 일자가 아니라 S 라인이라는 말을 자주 들어요. 또한, 이 척주의 정렬이 무너지면 발생하는 거북목, 척추측만증과 같은 단어도 많이 들을 수 있습니다. 특히 컴퓨터와 스마트폰 사용이 많아지면서 거북목에 대한 문제가 많이 생겼고, 이러한 자세 변형이 심할 경우 두통까지 유발하고 뒷목이 뻐근하여 일상생활에도 지장을 줍니다.

그러면 척주의 S 라인에 대해서 알아볼게요. 우리 척주가 S 라인이라는 것은 정면이 아닌 옆에서 봤을 때를 뜻합니다. 처음에 태어났을 때는 아기가 웅크리고 있듯이 척주가 전체적으로 뒤로 굽어있어요. 이렇게 척주가 뒤로 굽어진 부분을 **일차굽이**(primary curvature)라고 합니다. 우리가 '갓난

핏블리의 피트니스 해부학

아기를 안을 때는 꼭 목을 받쳐줘라.'고 해요. 아직 스스로 목을 가누지 못하기 때문이죠. 그런데 시간이 지나며 아기가 목을 가누기 시작하면 목에 커브가 앞으로 변합니다. 그리고 아기가 이제 일어서 걷기 시작하면 중력에 대항하여 허리도 앞으로 굽어져요. 그래서 전체적으로 보면 목은 앞, 등은 뒤, 다시 허리는 앞, 엉치와 꼬리는 뒤 이렇게 구불구불한 S 라인으로 되어있습니다. 아까 태어날 때부터 뒤로 굽어진 것을 일차굽이라고 하였는데요. 그래서 등과 엉치는 일차굽이, 태어난 이후에 앞으로 형성된 목과 허리는 **이차굽이**(secondary curvature)라고 합니다.

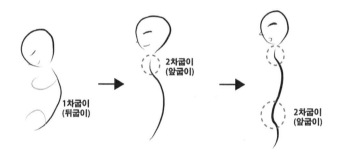

이렇게 옆에서 보았을 때의 정상적인 척주의 굽이도 중요하지만, 정면에서 보았을 때도 중요한데요. 우리 척추를 정면에서 보았을 때는 S자가 아니라 일자여야 합니다.

그런데 이 척주의 굽이들이 비정상적으로 변하는 경우가 있습니다. 옆에서 보았을 때, 앞으로 척주가 많이 굽으면 척주앞굽음(척주전만증, lordosis)이라 하고, 뒤로 많이 굽으면 척주뒤굽음(척주후만증, kyphosis) 이라고 합니다. 이렇게 앞뒤로 굽는 것 뿐만 아니라 척주의 굽이가 없이 등이 일자처럼 펴지는 경우도 있습니다.

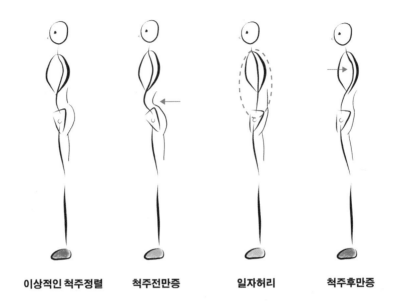

| 이상적인 척주정렬 | 척주전만증 | 일자허리 | 척주후만증 |

이렇게 측면에서의 척주 정렬 변형뿐만 아니라 정면에서 보았을 때도 변형이 일어나는데요. 정면에서 보았을 때 일자 척주가 아닌 구불거리게 휜 것을 우리는 척주옆굽음(척주측만증, scoliosis)이라고 부릅니다.

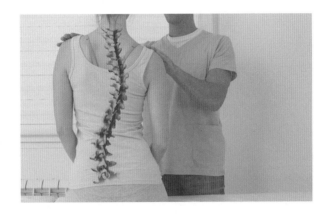

핏블리의 피트니스 해부학

척추 이야기를 하면 빼놓을 수 없는 것이 바로 디스크입니다. 일상에서 많이 들어볼 수 있는 디스크라는 단어의 정식 명칭은 **척추사이원반(추간판, intervertebral disc)**으로 척추뼈 사이사이에 있는 연골을 뜻하며, 척주 길이 전체의 약 1/4을 차지합니다. 척추사이원반은 둥근 타원형 모양인데 바깥쪽은 나무의 나이테처럼 섬유조직의 섬유테로 이루어져 있고, 가운데는 젤라틴과 같은 물질로 물이 90% 포함되어있는 속질핵이 있습니다. 이 척추사이원반의 역할은 척추뼈가 받는 충격을 줄이며, 위, 아래로 만나고 있는 척추뼈를 조금씩 움직일 수 있도록 도와줍니다. 우리가 키를 잴 때, 아침과 저녁에 잰 키가 다르게 나올 수 있는데요. 이것은 낮에는 서거나 앉아있기 때문에 중력의 영향으로 몸무게에 눌린 척추사이원반의 두께가 조금 줄어서 저녁에 키가 달라지게 돼요. 흔히 "허리 디스크가 있다." 라고 하거나 "디스크가 터졌다." 라고 말하는 경우는 척추사이원반의 섬유테가 약해지면서 어떠한 압력에 의해 속질핵이 밀려 나오는 것을 말합니다. 우리 척추뼈 사이사이에는 신경이 지나고 있는데, 속질핵이 밀려 나오면서 신경을 압박하면 통증이 생길 수 있습니다.

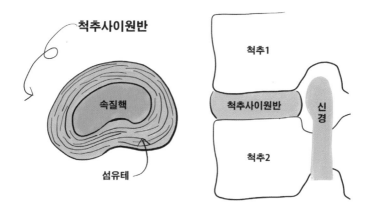

척추사이원반에 의해 위, 아래 척추뼈 사이에서 움직임이 일어날 수 있다고 했는데요. 뼈와 뼈 한 쌍은 조금만 움직이지만, 척주 전체로 보면 큰 움직임이 일어날 수 있습니다. 우리 척주는 앞으로 상체를 숙이는 굽힘, 옆으로 몸을 굽히는 가쪽굽힘, 그리고 상체를 뒤로 젖히는 폄, 마지막으로 세로축을 중심으로 몸을 돌릴 수 있는 돌림 운동이 일어나고, 이 움직임의 범위는 사람마다 그리고 나이에 따라 차이가 있습니다.

등뼈에 대해 간략하게 설명을 추가하면, 우리 몸의 **갈비뼈(늑골, ribs)는 총 열두 쌍**이 있는데 이는 **열두 개의 등뼈 양옆으로 관절**하고 있습니다. 위, 아래의 갈비뼈 몇 개를 제외하고는 등뼈와 등뼈 사이에 갈비뼈가 관절하고 있는 형태이기 때문에 목과 허리보다는 안정적입니다.

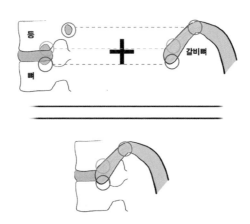

척주를 움직이는 근육들

우리 척주와 관련해서 가장 많이 들어본 것은 아마도 **척주세움근(척주기립근, erector spinae)** 일거에요. 이 근육들은 척주의 뒤쪽에 붙어있으며, 척주세움근이 발달한 사람들을 보면 허리 중간에 세로로 골이 생겨있는 것을 볼 수 있습니다. 척주를 기준으로 양쪽으로 근육이 올라가기 때문에 가운데 척주 부분이 움푹 들어간 골처럼 보이는 것이에요. 척주세움근은 하나의 근육이 아니고, 세 개의 근육으로 구성되어 있으며 각각 자기 고유의 이름을 가지고 있습니다. 사실 우리 척주에 붙은 근육들은 이 척주세움근 외에도 더 깊은 곳에서 척주에 붙어있는 근육들이 많이 있는데요. 아마 해부학 공부를 조금 많이, 깊이 해보신 분들은 코어 근육과 관련하여 뭇갈래근(다열근, multifidus)이라는 근육도 알고 있을 수 있어요. 그 근육을 포함해서 척추뼈에서 갈비뼈를 연결하고 있는 근육들도 추가로 더 있습니다. 하지만 그 근육들은 너무 복잡하기 때문에 이번 장에서는 웨이트를 할 때 필요한 등의 근육 중 깊은층 근육을 쉽게 배우기 위해 척주세움근만 살펴보도록 하겠습니다.

우리 척주가 목, 등, 허리와 같이 여러 부분으로 나누어져 있는 것처럼 척주세움근도 구분하면 부위별로 다 나누어 설명 할 수 있지만, 여기서는 척주 전체를 기준으로 설명해보겠습니다.

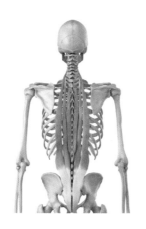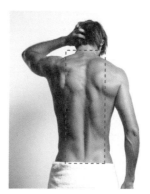

척주세움근의 각각의 이름은 엉덩갈비근(장늑근, iliocostalis), 가장긴근(최장근, longissimus), 그리고 가시근(극근, spinalis) 입니다. 각자 모양과

붙어있는 부위를 생각하면 이해하기 쉬운데요. 척주세움근이 많이 발달한 사람들을 보면 등 가운데가 깊게 파여있고, 양옆으로 방지턱처럼 근육이 튀어나와 있어요. 깊이 파인 부분에 가장 가까운, 즉 안쪽에 있는 근육부터 가시근, 가장긴근, 그리고 엉덩갈비근의 순서로 붙어있습니다. 엉덩갈비근은 말 그대로 엉덩뼈에서 갈비뼈까지 하나하나 붙어있는 근육이에요. 이 근육은 아래쪽에서는 엉덩뼈(장골, ilium)에서 갈비뼈로 붙어있고, 위로 올라갈수록 갈비뼈에서 갈비뼈로 길게 붙어있어 있습니다.

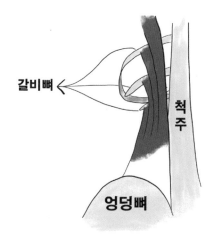

다음으로 볼 근육은 가장긴근으로 척주 전체를 따라붙어 올라갑니다. 마지막으로 볼 가시근은 척추뼈에서 보았던 가시돌기에 붙어있다고 해서 이름도 가시근입니다.

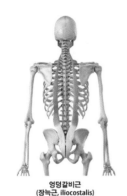
엉덩갈비근
(장늑근, iliocostalis)

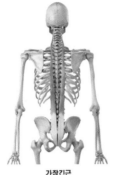
가장긴근
(최장근, longissimus)

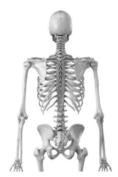
가시근
(극근, spinalis)

이 근육들의 전반적인 기능을 보면 우리 척주 뒤에 붙어있기 때문에 상체를 숙인 상태에서 수축하면 몸통을 세우는 역할을 할 수 있어요. 대표적으로 백 익스텐션 운동을 생각하면 돼요. 그리고 중립 상태에서는 활 모양처럼 등을 조금 더 뒤로 젖힐 수 있어요.

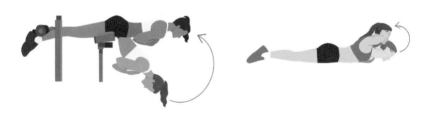

또한 척주세움근은 척주를 기준으로 양쪽에 있으므로 한쪽만 수축하면 몸을 옆으로 굽힐 수도 있고 몸통을 돌릴 수도 있습니다.

이렇게 상체를 움직이는 동작뿐만 아니라 **척주 중립을 올바르게 유지하는 데도 굉장히 중요한 역할**을 하는데요. 데드리프트와 같은 운동에서 바를 손으로 잡고 천천히 아래로 내려갈 때 등을 둥글게 말지 말고 척주의 올바른 정렬을 유지하라는 이야기를 많이 합니다. 그 정렬을 잘 유지할 수 있는 근육 중 하나가 이 척주세움근입니다. 물론 그렇게 몸이 사선으로 기울어진 상황에서 정렬을 잘 잡으려면 앞, 뒤 근육의 균형이 중요하기 때문에 배근육 (복근, abdominal muscles)의 역할 또한 중요합니다.

　지금까지 우리 척주와 척주세움근에 대해 알아보았어요. 간혹 코어가 약한 경우 허리의 통증을 느끼시며, 이 통증이 허리 근육의 문제인지, 디스크 (척추사이원반)의 문제인지 헷갈리는 경우가 있는데요. 그와 관련해서 마지막으로 알아볼 근육은 **허리네모근(요방형근, quadratus lumborum)**입니다. 이 근육은 척주세움근보다 더 깊이 있는 근육인데요. 우리 몸에 총 12쌍의 갈비뼈 중 맨 아래 갈비뼈인 열두째 갈비뼈와 골반의 엉덩뼈 위쪽에 붙어있는 근육입니다. 해부학적으로 기능을 보자면 갈비뼈에 붙어있기 때문에 호흡과 관련이 있고 또 골반이 고정된 상태에서는 몸통을 옆으로 굽히는 데 도움을 주는데요. 코어가 약한 분들에서 종종 이 허리네모근에 문제가 생기면서 허리 통증을 느끼는 경우가 있습니다. 물론 정확한 허리 통증의 원인은 전문가의 판단이 필요하므로 혼자 셀프로 진단하시면 절대 안됩니다. 하지만 만약 병원에서 '허리네모근, 요방형근 혹은 QL의 문제로 허리 통증이 생겼다.' 라고 들으신다면, '아! 나 그때 공부한 그 허리 뒤쪽 깊은 곳에 있던 근육!' 이라고 생각하시면 됩니다.

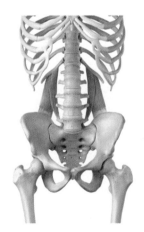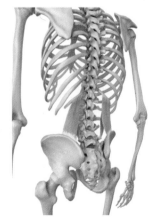

핏블리의 피트니스 해부학

사이드 레터럴 레이즈와 등세모근

어깨 운동을 위해 사이드 레터럴 레이즈 운동을 할 때 종종 어깨세모근(삼각근, deltoid) 보다 등세모근의 위쪽섬유에 자극이 더 많이 오는 경우가 있는데요. 이 경우는 운동을 하면서 팔만 움직인 것이 아닌 어깨뼈가 같이 위로 올라가면서 생기는 경우가 많습니다. 그래서 어깨세모근 운동을 할 때 등세모근의 개입이 없도록 "어깨를 올리지말고 아래로 누르고 하세요." 라는 이야기를 많이 합니다.

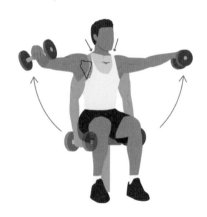

반대로 등세모근의 위섬유를 발달시키기 위한 운동으로는 어깨를 위로 올리는 쉬러그와 같은 동작을 하면 됩니다. 등 운동 중 다양한 로우 동작이 있는데요. 로우를 하면서 어깨뼈를 서로 만나게 모으거나 어깨뼈를 살짝 아래로 내리는 느낌으로 운동을 하신다면 등세모근의 중간섬유와 아래섬유의 발달에 도움이 됩니다.

랫풀다운의 그립과 해부학

일반적으로는 어깨너비 두 배 정도로 해서 팔이 V를 그리게 한 상태에서 랫풀다운을 하는데요. 이때 상체를 살짝 뒤로 젖히고 할거에요. 이것은 우리 어깨뼈가 등의 갈비뼈에 붙어있는 각도 때문입니다. 어깨 해부학에서 이미 설명한 바 있지만, 우리 어깨뼈는 등쪽에 붙어있을 때 약 35° 사선 앞으로 붙어있습니다. 그래서 그 어깨뼈가 있는 평면을 생각하면 팔이 몸보다 살짝 앞으로 내려와야 해요. 그래서 기구 운동을 할 때는 기구가 고정되어있기 때문에 몸을 살짝 뒤로 하여 어깨뼈의 위치를 맞춰 줄 수 있습니다.

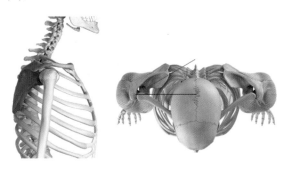

약 35° 정도의 기울기를 가지고 있는 어깨뼈

또한 넓은등근(광배근)은 우리 팔을 몸에 붙이는 모음을 한다고 하였는데요. 그래서 랫풀다운을 할 때 팔꿈치를 땅으로 내려 당긴다는 느낌보다, 내 몸쪽으로 당기는, 즉 팔꿈치가 몸통 옆으로 붙어 위팔이 내 몸쪽으로 모일 수 있도록 당겨야 합니다. 또한, 팔꿈치가 뒤로 빠지면 어깨뼈가 제 위치에서 운동하는 것이 아니니 팔꿈치가 몸 뒤로 빠져나가지 않도록 주의해야 합니다. 물론 랫풀다운은 자세를 변형하여 넓은등근 외에도 다양한 근육을 발달시키는 데 이용할 수 있습니다.

핏블리의 피트니스 해부학

거북목과 일자목은 무슨 뜻일까?

거북목과 일자목은 일상에서 정말 많이 듣는 단어 중 하나입니다. 스마트폰 사용과 업무환경에 의해 목뼈의 굽이가 요즘 많이 변하는데요. 실제로 옆에서 보았을 때 목뼈는 전체적으로 앞으로 굽은 앞굽이를 가지고 있다고 했어요. 우리 몸을 옆에서 보았을 때 주로 귓구멍과 어깨 중간을 연결한 선이 1자로 유지되면 좋은 목 굽이를 유지하고 있다고 예측할 수 있어요. 그런데 귀가 점점 어깨보다 앞으로 나가 목이 거북이 목처럼 빠지게 되면 점점 목뼈가 일자가 되고 나중에는 목의 커브가 반대로 형성되기도 합니다. 또한 심한 경우 역 C자 모양으로 반대로 커브가 형성될 수 있어요.

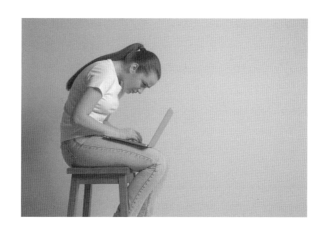

- 등에서 눈으로 보이는 뼈는 척주, 갈비뼈, 어깨뼈가 있으며, 등의 근육들은 이 뼈들의 움직임과 관련이 있다.

- 척주는 목뼈(7개), 등뼈(12개), 허리뼈(5개), 엉치뼈(1개), 꼬리뼈(1개)로 구성되어있다.

- 척주의 올바른 정렬을 가쪽에서 보았을 때, 목과 허리는 앞굽이를 가지고 있고 등과 엉치는 뒤굽이를 가지고 있어 S 모양으로 정렬되어 있다.

- 등의 근육은 해부학적으로 얕은층, 중간층, 깊은층으로 나누어 설명한다.

- 등의 얕은층 근육은 척추뼈에서 어깨뼈와 위팔뼈에 붙어 팔의 움직임과 관련이 있으며, 등세모근, 넓은등근, 큰마름근, 작은마름근, 어깨올림근이 있다.

- 등의 중간층 근육은 척추뼈에서 갈비뼈로 붙어 호흡을 보조해주는 근육들이 있다.

- 등의 깊은층 근육은 척주를 움직일 수 있는 근육들이 있으며, 그 중 척주세움근은 엉덩갈비근, 가장긴근, 가시근으로 구성되어 있다.

핏블리의 피트니스 해부학

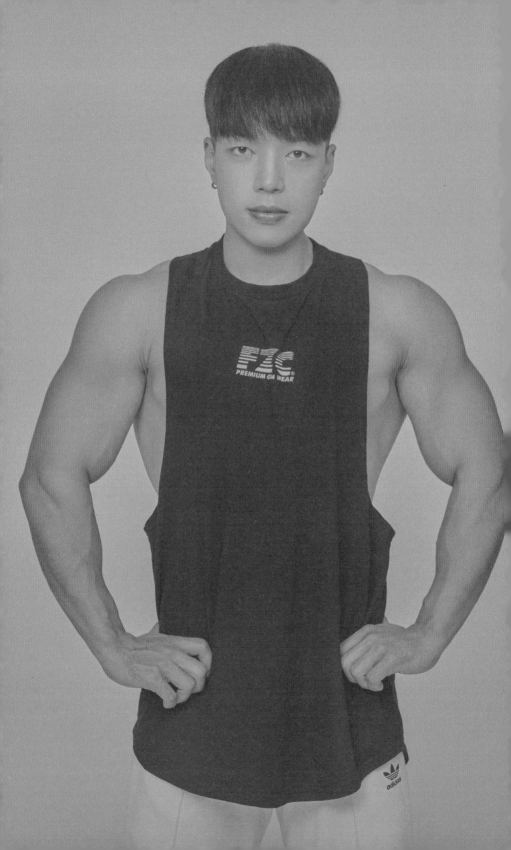

9강
3대 운동 해부학-데드리프트

데드리프트 해부학

3대 운동 중 하나, 데드리프트

데드리프트 - 상체 뒷면을 강화하는 운동

데드리프트 - 하체 뒷면을 강화하는 운동

3대 운동 중 하나, 데드리프트

3대 운동은 하나의 근육이 아닌 다양한 근육이 사용되는 운동으로 굉장히 복합적인 운동입니다. 그래서 이 3대 운동에 대해 해부학적으로 완벽하게 설명하자면 우리 몸에서 매우 많은 근육과 관절의 움직임에 대한 역학적인 설명이 필요합니다. 3대 운동 중 하나인 데드리프트도 마찬가지로 여러 관절과 근육의 움직임이 포함된 운동이기 때문에 데드리프트 해부학에서는 핵심이 되는 근육과 관절 움직임을 위주로 설명해드리도록 하겠습니다.

　데드리프트가 얼핏 보기엔 쉬워 보이는 운동이에요. 무릎과 엉덩관절을 굽힌 상태에서 팔을 똑바로 펴고 아래에 내려져 있는 바를 그냥 잡고 몸쪽으로 당기면서 일어섰다가 다시 제자리에 바를 내려놓는 단순한 운동으로 보이는데요. 막상 해보면 제대로 하기가 쉽지 않은 운동입니다.

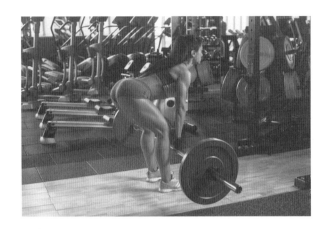

　분명 바를 몸에서 떨어뜨리지 말라고 했는데, 이미 바는 몸에서 한참 떨어져 있고, 어깨를 앞으로 말리지 않게 하라고 했는데 이미 내 어깨는 다 말려있어요. 또 척추를 유지하면서 움직이라고 했는데 이미 내 척추는 휘청거리고 있어요. 등에 근력이 부족하신 경우에는 원반을 끼우지 않고 빈 바를 이용하여 자세를 잡는데도 바를 몸에 계속 붙이고 움직이는 것이 어려우실 수 있어요.

　또한 데드리프트도 스쿼트와 마찬가지로 다양한 방법으로 변형하여 할 수 있습니다. 일반적으로 우리가 하는 데드리프트는 컨벤셔널 데드리프트인데요. 그 컨벤셔널 데드리프트가 변형된 것 중 대표적으로 루마니안 데드리프트와 스모 데드리프트가 있어요. 이 데드리프트의 종류에 따라 타켓이 되는 근육이 다르므로 여러 방법으로 데드리프트가 이용됩니다.

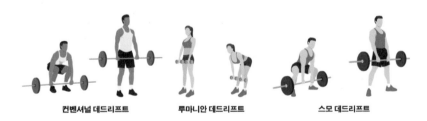

컨벤셔널 데드리프트　　　루마니안 데드리프트　　　스모 데드리프트

　　　　　　　　　　　　　　　　　　　　핏블리의 피트니스 해부학

우선 기본적인 **컨벤셔널 데드리프트**로 설명을 해볼게요. 컨벤셔널 데드리프트는 내 발 앞에 가만히 정지된 바벨을 몸쪽으로 당기는 운동입니다. 즉, **바닥에서 바를 뽑아 올리는 힘이 핵심인 운동인데요. 그래서 전체적으로 등, 엉덩이와 같이 몸의 뒷면에 있는 근육의 개입도가 높아집니다.**

간혹 하프 스쿼트와 데드리프트가 크게 다르지 않다고 생각될 수도 있어요. '스쿼트는 바벨을 어깨에 올려두고 하는 운동이고, 데드리프트는 바벨을 몸 앞에 들고 하는 운동 아닌가?' 라고 생각하실 수 있는데요.

데드리프트는 스쿼트에 비해 양발의 간격 자체가 좁고 바를 땅에 두고 엉덩관절(고관절, hip joint)의 굽힘과 폄을 중점으로 하여 무게를 뽑아 올리는 운동이라면, 스쿼트는 발의 보폭도 더 넓고 엉덩관절뿐만 아니라 무릎관절(슬관절, knee joint)까지 이용해 앉았다 일어나는 운동이기 때문에 근육의 사용도나 무게 중심점도 달라집니다.

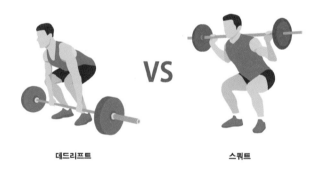

데드리프트   스쿼트

데드리프트는 땅에 있는 바벨을 들어 올리는 운동이기 때문에 등의 힘을 키우는데 중요한 운동이면서, 스쿼트를 위한 중요한 보조 운동이기도 합니다. 물론 데드리프트는 스쿼트보다 엉덩이가 깊이 내려가진 않기 때문에 스쿼트 만큼의 하체 운동의 효과를 가지기는 어렵지만, 엉덩관절이나 무릎의 부상으로 스쿼트가 어려울 경우, 그 대안으로 할 수 있는 운동이 될 수 있어요.

데드리프트의 시작 자세를 잡기 위해 바벨을 잡을 때, 바벨의 위치는 우리 발을 중앙 즉, 미드풋에 두고 정강이에 바가 닿을 정도로 가깝게 서라고 합니다. 그리고 엉덩관절과 무릎을 굽혀 양손으로 바를 잡는데, 이때 중요하게 강조되는 부분이 바로 **"체스트업"** 입니다.

　　바를 잡은 양손 사이로 가슴을 앞으로 밀어낸다는 느낌으로 자세를 잡으라는 이야기를 들으셨을 텐데요. 데드리프트의 경우 바닥에서 위로 무게를 뽑아 올리는 동작이기 때문에 허리가 둥글게 말릴 위험이 큽니다. 우리가 일상생활에서도 바닥에 있는 무거운 물건을 들 때 나도 모르게 허리가 둥글게 말리는 경우가 있는데, 그런 자세가 허리에 매우 위험하다는 이야기를 많이 합니다.

　　물론 나무 막대로 자세를 연습하거나 빈 바와 같이 중량이 적은 무게로 할 때는 못 느낄 수 있는데요. **무게가 늘어날수록 등이 둥글게 말릴 확률이 높아지고, 이러한 자세는 허리 부상으로 쉽게 이어져요.** 그래서 엉덩관절을 접어 상체를 살짝 숙인 상태에서 가슴을 위로 들어 올리는 동작을 해보면 허리가 펴지는 것이 느껴지는데요. 이렇게 허리를 편 상태에서 데드리프트를 하여 무게를 들어 올릴 때 허리가 둥글게 말리는 것을 막을 수 있습니다.

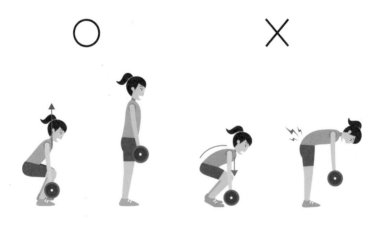

　　　　　　　　　　　　핏블리의 피트니스 해부학

다만 여기서 주의해야 할 부분은 허리를 과하게 펴는 것이 아니라 **정상적인 해부학적 자세로 펴져 있어야 한다는 점**입니다. 그래서 등을 조인다거나 뒤로 기울이지 않고 가슴만 들어 올린 상태에서 시선은 약간 아래를 향하게 합니다.

특히 무거운 중량 운동을 할 때 우리 척주의 정렬이 잘못되어있을 경우, 근육이 아닌 척주의 부상으로 이어질 수 있어요. 따라서 척주의 안정성을 위해 바닥에서 중량을 뽑아 올릴 때는 상체 자세에 굉장히 신경을 많이 써야합니다.

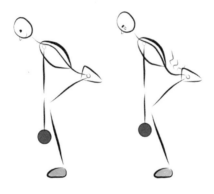

시작 자세를 잡고 나면 이제 바를 뽑아 올리는 동작을 하는데요. 기본적으로 데드리프트는 동작을 하는 동안 바가 내 몸에서 멀어지지 않도록 유지하는 것이 굉장히 중요해요. 그래서 바가 몸을 쓸어 올리고 내리는 느낌으로 동작을 하라고 설명을 많이 합니다. 직접 데드리프트를 해보면 바벨이 몸에서 멀어질수록 들어올려야 할 중량이 늘어나는 것을 느낄 수 있어요. 우리 바는 발의 중간, 즉 미드풋 위치에서 수직 방향으로 움직여야 하는데 바가 미드풋과 멀어진다면 데드리프트를 당기는 효율이 떨어지게 돼요.

데드리프트 - 상체 뒷면을 강화하는 운동

데드리프트 초기 동작을 보면 엉덩관절을 중심으로 상체를 굽혀 앞으로 기울어진 있는 상태이고, 무릎과 엉덩관절을 펴면서 상체가 곧게 펴지는 동작으로 이어지는데요. 아까도 말했다시피 무게와 상체를 함께 들어 올리기 때문에 완전히 상체를 펴질 때까지 곧은 상체의 형태를 유지하기가 쉽지 않습니다. 그래서 이때 우리 상체를 계속 곧게 유지하기 위해 등의 근육들이 사용됩니다. 근데 그렇게 등을 편다고 어깨뼈를 모으면 안 돼요. 어깨뼈를 모으면 몸이 바 쪽으로 끌려가게 되기 때문에 고중량을 견딜 수 없습니다.

근육 수축에 있어서 근육이 짧아지는 것만 있는 것이 아니라 길이를 유지하며 수축을 할 수도 있고, 또 길이가 길어지면서도 근육 수축이 일어날 수 있습니다. 데드리프트에서의 **척주의 중립을 유지하기 위한 척주세움근(척주기립근, erector spinae)**과 같은 등 근육의 개입은 근육 길이의 변화가 없는 **제길이수축(등척성수축, isometric contration)**에 가깝다고 보시면 됩니다. 그럴 뿐만 아니라 이 **상체를 유지하기 위해 복압을 유지하는 배근육(복근, abdominal muscles)**이 함께 사용됩니다.

데드리프트 동작 중에 바를 몸에 계속 붙이도록 유지하는 게 쉽지 않은데요. 이렇게 **바를 몸에서 붙여주는 근육들** 또한 바로 우리 등에 있는 근육들입니다. 먼저, 바를 잡았을 때 어깨가 앞으로 말리지 않고 제 위치에 있게 하기 위해서는 어깨뼈 주변에 있는 근육들이 어깨를 고정해줍니다. 이렇게 어깨뼈를 고정해주는 등의 근육들을 살펴보면, 먼저 등의 중간에 후드티와 비슷하게 생겨서 뒤통수 아래부터 등의 전체에 있는 **등세모근(승모근, trapezius)**이 등의 가운데에서부터 어깨뼈를 향해 뻗어있어요. 그뿐만 아니라 등세모근보다 깊은 곳에서 어깨뼈를 척추와 연결하고 있는 **큰마름근(대능형근, rhomboid major)**, **작은마름근(rhomboid minor)**, 그리고 **어깨올림**

근(levator scapulae)과 같이 어깨뼈와 척추뼈를 연결하고 있는 여러 등의 근육들의 **제길이수축에 의해 어깨의 위치가 고정됩니다.**

또한, 우리 팔을 몸에 계속 붙이기 위해서도 **많은 근육이 사용**됩니다. 어깨와 위팔뼈는 **근육둘레띠(회전근개, rotator cuff)**와 같은 많은 근육이 연결하고 있고, 또 **어깨세모근(삼각근, deltoid)**이 빗장뼈부터 어깨뼈까지 붙어 위팔뼈에 닿아 있어요. 이 근육들이 강력하게 작용하며 우리 위팔뼈를 몸통에 붙일 수 있게 해줍니다.

그리고 여기서 **넓은등근(광배근, latissimus dorsi)**이 중요하게 사용되는데요. 넓은등근은 등의 중간부터 아래까지 정말 넓은 부분을 차지하고 있었고, 우리 위팔뼈의 앞에 붙어있습니다. 그래서 팔을 계속 상체에 붙이기 위해서 이 넓은등근이 사용됩니다. 또한 넓은등근과 비슷한 위치에 붙어있었던 **큰원근(대원근, teres major)** 또한 위팔뼈를 몸에 붙이는데 관여를 합니다.

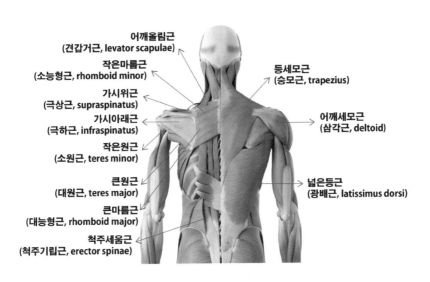

어깨올림근
(견갑거근, levator scapulae)
작은마름근
(소능형근, rhomboid minor)
가시위근
(극상근, supraspinatus)
가시아래근
(극하근, infraspinatus)
작은원근
(소원근, teres minor)
큰원근
(대원근, teres major)
큰마름근
(대능형근, rhomboid major)
척주세움근
(척주기립근, erector spinae)

등세모근
(승모근, trapezius)
어깨세모근
(삼각근, deltoid)
넓은등근
(광배근, latissimus dorsi)

이렇게 바를 잡았을 때 어깨가 고정되지 않으면 힘이 분산되는데요. 어깨를 잡고 위팔뼈를 가쪽돌림 하지 않으면 위팔뼈머리(상완골두, head of humerus)가 앞으로 밀릴 수 있는 상태가 되고, 그러면 팔로만 고중량을 들고 있어서 어깨관절에 무리를 줄 수 있어요. 따라서 체스트업 동작으로 어깨를 안정시키고 데드리프트 동작을 하는 동안 바벨이 움직이는 경로보다 위팔뼈 머리가 앞으로 나와 있어야 해요. 즉 계속 강조한 것처럼 바가 우리 몸에서 최대한 가깝게 움직여야 합니다.

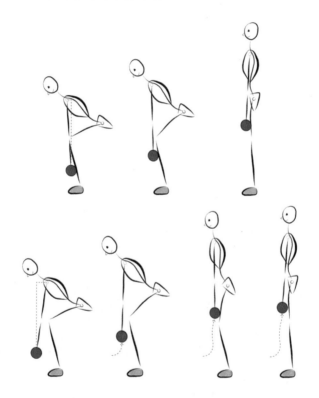

파란 점선은 위팔뼈머리와 바벨의 위치관계이고
빨간 점선은 바벨의 이동경로이다.
파란신발을 신은 경우 바벨이 몸에서 떨어져
이동경로가 똑바르지 못하다.

핏블리의 피트니스 해부학

데드리프트 - 하체 뒷면을 강화하는 운동

이제 바닥에 내려져 있는 바를 잡기 위한 데드리프트의 시작 동작을 하체를 기준으로 보면, 엉덩관절을 축으로 몸이 상체가 앞으로 기울어지게 되고 바를 잡기 위해 무릎을 굽히게 됩니다. 이때 바벨을 미드풋에 두고 있어, 엉덩관절을 많이 굽혀 앉습니다. 그래서 우리 **넓적다리뒤근육(슬괵근, hamstring)**과 엉덩이의 근육인 **큰볼기근(대둔근, gluteus maximus)이 늘어나게 되는데요.** 이 상태에서 발로 바닥을 밀며 바를 끌어 올리는 힘은 무릎과 엉덩관절을 펴는 힘에서 나옵니다. 그래서 하체에서 뒷면에 있는 근육의 힘이 중요하기 때문에 상대적으로 허벅지의 앞쪽에 있는 넙다리네갈래근(대퇴사두근, quadriceps femoris)은 데드리프트에서 중요한 근육에 속하지 않습니다.

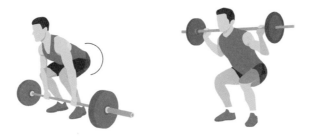

그래서 데드리프트는 등부터 엉덩이, 그리고 햄스트링까지 우리 몸의 뒷면의 근육을 강화하는 운동입니다.

다양한 데드리프트

스모 데드리프트의 경우 다리를 넓게 벌리고 서기 때문에 바를 잡는 손이 다리보다 안쪽에 위치하게 됩니다. 사실 일반적인 데드리프트는 물론 발끝의 각도를 살짝 바깥으로 두기는 하지만 양발의 간격이 그리 넓지 않기 때문에 넓적다리 안쪽에 있는 다리를 모아주는 모음근(내전근, adductor muscles) 은 크게 쓰이지 않습니다.

하지만 스모 데드리프트의 경우 양발의 간격을 넓게 두고 해서 다른 데 드리프트에 비해 **넓적다리 모음근이 많이 사용됩니다.** 다만, 스모 데드리프 트의 경우 다른 데드리프트에 비해 엉덩관절의 가동범위를 과하게 만들기 때문에 엉덩관절의 유연성 자체가 부족한 경우 완벽한 자세를 만들기 어려 울 수 있습니다. 그리고 다리가 넓게 벌어져 있어 일반적인 데드리프트보다 바가 몸에 더 가까워질 수 있어서 등의 부하가 덜 걸리게 되고, 너무 깊이 않 게 되면 거의 와이드 스쿼트와 가까운 운동이 될 수 있어요.

마지막으로 볼 데드리프트는 **루마니안 데드리프트**입니다. 컨벤셔널 데 드리프트가 땅에서 바벨을 뽑아 올리는 데드리프트였다면, 루마니안 데드리 프트는 바를 먼저 들고 있는 자세에서 시작합니다. 루마니안 데드리프트의 **포인트는 넓적다리뒤근육이 다른 데드리프트에 비해 더 많이 사용**된다는 점 인데요. 그 이유는 시작점이 바를 들고 서서 시작하기 때문에 바를 내리면서 **햄스트링의 길어짐수축(등장성수축, eccentric contraction)**이 일어납니다. 그리고 바를 끝까지 내리지 않고 다시 바로 올라오는 동작이기 때문에 넓적 다리뒤근육의 자극이 더 많이 들어오게 됩니다.

핏블리의 피트니스 해부학

- 데드리프트는 우리 몸의 뒷면에 있는 근육을 단련시키는데 굉장히 좋은 운동이다.

- 스쿼트와 데드리프트의 차이점은 무릎을 덜 굽히고 엉덩관절을 축으로 상체를 굽혔다 펴는 운동이다.

- 데드리프트 동작 중 상체가 움직이는 동안 허리가 둥글어지지 않고 척주의 해부학적 위치를 유지해하도록 노력해야한다.

- 팔을 몸에 최대한 가까이 붙여 바가 지나가는 경로가 땅에서 수직이 되도록 해야한다.

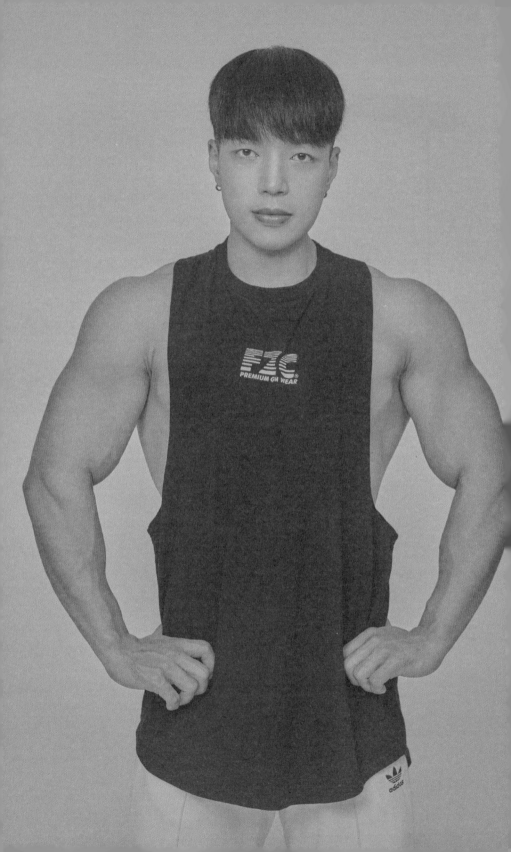

10강
팔 해부학

위팔과 아래팔에 대한
해부학적 이해

팔의 뼈대

위팔의 근육

아래팔뼈의 관절과 움직임

아래팔의 근육

팔의 뼈대

우리 팔은 어깨관절에 의해 몸통과 연결되어있으며, 자유롭게 움직일 수 있는 신체 부위 중 하나입니다. 대체적으로 우리 팔과 다리는 비슷하게 생겼는데요. 다리에서 골반의 양옆으로 자유롭게 움직이는 넙다리뼈(대퇴골, femur)가 한 개씩 있듯이 위팔에도 어깨의 양옆으로 자유롭게 움직이는 **위팔뼈(상완골, humerus)**가 한 개씩 있습니다. 그리고 종아리에도 두 개의 뼈가 있듯이 아래팔에는 뼈가 두 개가 있는데요. 아래팔에 있는 두 개의 뼈는 **노뼈(요골, radius)와 자뼈(척골, ulna)**라고 부릅니다. 해부학을 제일 처음 공부할 때 배웠던 우리 몸의 기준이 되는 자세인 해부학적 자세(anatomical position)를 보면 손바닥을 앞으로 바라본 상태로 양팔을 두고 있는데요. 그 이유는 아래팔에 있는 노뼈와 자뼈가 서로 겹치지 않은 상태로 두기 위해서

입니다. 손바닥이 앞으로 보고 있을 때 팔꿈관절의 안쪽에서부터 새끼손가락 쪽으로 길게 있는 뼈가 자뼈이고, 반대로 팔꿈관절의 가쪽에서 엄지손가락 쪽으로 길게 내려가는 뼈가 노뼈입니다.

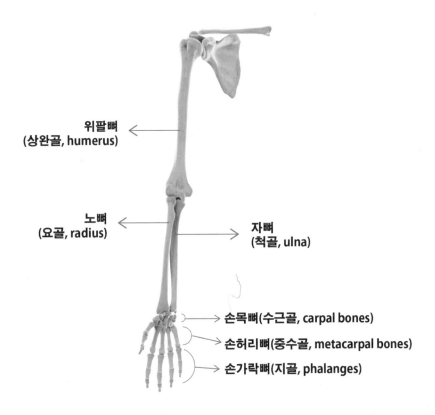

위팔뼈
(상완골, humerus)

노뼈
(요골, radius)

자뼈
(척골, ulna)

손목뼈(수근골, carpal bones)
손허리뼈(중수골, metacarpal bones)
손가락뼈(지골, phalanges)

팔과 다리가 비슷한 것은 발목뼈와 **손목뼈(수근골, carpal bones)**의 개수를 비교해보았을 때도 알 수 있는데요. 우리 발에는 일곱 개의 발목뼈가 있고, 이와 비슷하게 손목에도 여덟 개의 손목뼈가 있습니다. 이 손목뼈의 경우 우리가 알고 있는 손목관절 바로 아래에 네 개의 뼈가 두 줄로 있으며 손바닥에서 가장 두툼한 부분에 그 뼈들이 있어요.

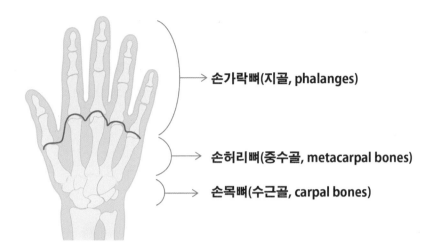

→ 손가락뼈(지골, phalanges)

→ 손허리뼈(중수골, metacarpal bones)

→ 손목뼈(수근골, carpal bones)

　나머지 우리 손바닥에는 **손허리뼈**(중수골, metacarpal bones)라고 하는 뼈들이 손가락 개수대로 다섯 개 있습니다. 마찬가지로 발에도 **발허리뼈**가 다섯 개 있습니다. 또한 손가락 마디가 접히는 걸 보면 알 수 있듯이 엄지 손가락에 손가락뼈 두 개, 나머지 손가락에 손가락뼈가 세 개씩 있어서 이것 또한 발가락과 똑같습니다.

위팔의 근육

먼저 위팔에 있는 근육부터 살펴볼게요. 위팔의 근육은 앞쪽에 있으면서 어깨와 팔꿉관절을 굽히는 근육과 뒤쪽에 있으면서 어깨와 팔꿉관절을 펴는 근육들이 있어요.

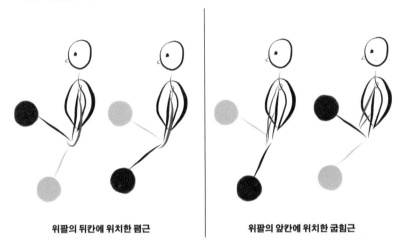

위팔의 뒤칸에 위치한 폄근　　　　　　**위팔의 앞칸에 위치한 굽힘근**

　위팔의 앞칸에 위치해서 **팔을 굽히는 역할**을 하는 근육들을 먼저 배워볼게요. 가장 먼저 볼 근육은 **위팔두갈래근(상완이두근, biceps brachii)**이라는 근육입니다. 위팔두갈래근은 한자용어인 상완이두근이라는 이름으로 익숙한데요. 설명에 들어가기에 앞서 이 용어에 대한 설명을 간단히 해볼게요. 근육의 이름에 두갈래라고 있는 경우 근육의 한쪽 끝부분이 두 갈래로 나누어졌다는 뜻이에요. 이 근육의 영어 명칭은 biceps brachii예요. 여기서 biceps가 두 갈래를 의미하는데, 두 갈래 중 하나는 길이가 길고, 다른 하나는 짧다고 하여 영어로 long head와 short head로 부릅니다. 이걸 한자 용어로 번역했을 때 장두와 단두라고 불렀어요. 그런데 이 한자 용어를 한글 용어로 그대로 바꿔서 위팔두머리근의 긴머리, 짧은머리 라고 부르기엔 조금 이상하겠죠? 그래서 한글용어로 위팔두갈래근의 긴갈래와 짧은갈래 이렇게 부릅니다.

위팔두갈래근의 경우 어깨뼈(견갑골, scapula)에 붙어서 위팔을 지나 아래팔의 위쪽에 닿습니다. 어깨뼈의 경우 삼각형으로 생긴 납작한 뼈로 등쪽의 갈비뼈에 붙어있으며, 어깨뼈의 가쪽에 위치한 접시오목(관절와, glenoid cavity)과 위팔뼈의 머리가 만나 어깨관절을 이루는 뼈인데요. 우리몸의 앞쪽에서도 어깨뼈의 일부분을 볼 수 있습니다. 우리 몸의 앞쪽에 빗장뼈(쇄골, clavicle)가 길게 있는데요. 이 빗장뼈를 따라 가쪽으로 가면 어깨뼈의 봉우리라는 부분과 빗장뼈가 서로 만나고 있습니다. 이 부분을 봉우리빗장관절(견쇄관절, acromioclavicular joint)라고 하는데요. 그 관절 부분 아래쪽으로 뼈가 살짝 튀어나와 있어요. 이 부분이 마치 까마귀의 부리를 닮았다고 해서 한글용어로 부리돌기(오훼돌기, coracoid process)라고 부릅니다. 이 부리돌기에 위팔두갈래근의 짧은갈래(단두, short head)가 붙습니다. 긴갈래(장두, long head)는 어깨관절을 이루는 어깨뼈의 접시오목 윗부분에 닿습니다.

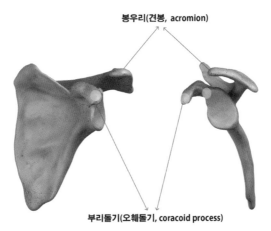

봉우리(견봉, acromion)

부리돌기(오훼돌기, coracoid process)

위팔두갈래근의 짧은갈래(노란색 원)와 긴갈래(초록색 원)의 이는곳

그런데 어깨관절의 경우 주변에 관절주머니가 둘러싸고 있어요. 그래서 위팔두갈래근의 긴갈래는 어깨의 관절주머니 안으로 들어가 있습니다. 그래서 위팔두갈래근을 표현한 그림에서 어깨의 관절주머니가 그려져 있을 때 긴갈래가 짧은갈래보다 더 짧아 보일 수도 있습니다. 어깨뼈에서 위팔두갈래근은 길게 이어져 팔꿈관절을 지나 아래로 내려가서, 아래팔에 있는 두 개의 뼈 중 노뼈의 윗부분에 닿습니다.

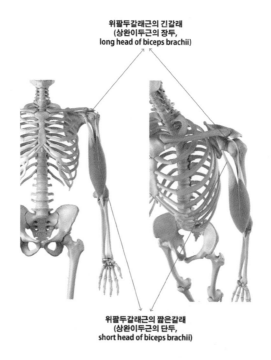

위팔두갈래근의 긴갈래
(상완이두근의 장두,
long head of biceps brachii)

위팔두갈래근의 짧은갈래
(상완이두근의 단두,
short head of biceps brachii)

지금까지 위팔두갈래근이 어디에 붙어있는 근육인지 살펴보았는데요. 주요 기능을 보면 팔꿈관절의 굽힘이 가능하고, 또 팔꿈관절 외에도 어깨관절을 지나는 다관절 근육이기 때문에 어깨관절을 약하게 굽힐 수 있습니다. 그리고 아래팔 두 개의 뼈 중 노뼈에만 붙기 때문에 손을 뒤치는 즉 손바닥을 하늘로 보게 할 수 있습니다. 그래서 손바닥을 하늘을 보게 한 상태에서

핏블리의 피트니스 해부학

살짝 더 뒤침을 시키는 즉, 네번째 손가락이 내 어깨쪽으로 온다는 느낌으로
팔꿉관절을 굽히며 운동을 하는 것이에요.

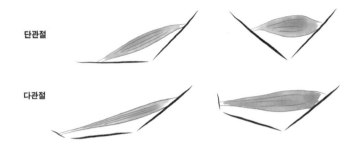

단관절

다관절

다음으로 살펴볼 근육은 **위팔근(상완근, brachialis)**입니다. 이 근육의 경
우 어깨뼈에는 붙지 않고 위팔뼈의 중간 정도에 붙어서 아래팔뼈에 닿는데,
위팔두갈래근과 다르게 새끼손가락 쪽에 있는 자뼈에 닿습니다. 이 근육은
팔꿉관절의 앞을 지나가는 근육이기 때문에 팔꿉관절의 굽힘을 합니다.

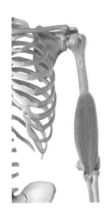
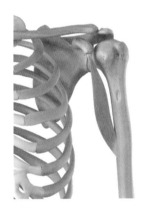

위팔근(상완근, brachialis)　　　　부리위팔근(오훼완근, coracobrachialis)

위팔의 앞에 있는 근육 중 마지막으로 볼 근육은 **부리위팔근(오훼완근,
coracobrachialis)**으로 어깨뼈의 부리돌기에서 위팔뼈까지 붙어있는 근육입

니다. 이 부리위팔근이 지나가는 부분은 어깨관절의 앞쪽이기 때문에 위팔뼈의 굽힘과 약한 모음에 관여를 합니다.

우리 위팔의 **뒤칸**에서 **팔꿈관절을 펴주는 근육**으로 **위팔세갈래근(상완삼두근, triceps brachii)**이 있습니다. 주로 삼두라고 많이 부르는 근육인데요. 위팔두갈래근과 마찬가지로 갈래가 나누어져있는 근육으로 세 개의 갈래로 나누어져 있으며, 긴갈래(장두, long head), 안쪽갈래(내측두, medial head), 그리고 가쪽갈래(외측두, lateral head)라고 나누어 부릅니다. 여기서 긴갈래는 어깨뼈에 닿아 있고, 나머지 두 개는 위팔뼈에 붙어있어 있으며 세 개의 갈래가 하나로 뭉쳐 팔꿈치에 붙습니다. 위팔뼈에 붙은 두 개의 갈래는 위팔뼈를 기준으로 하나는 안쪽에 붙어있고, 다른 하나는 가쪽에 붙어있기 때문에 안쪽갈래, 가쪽갈래라고 불러요.

종합해서 보면 우리 위팔세갈래근은 위팔에서 쭉 내려와 팔꿈치에 붙기 때문에 수축하면 팔꿈관절이 펴져요. 또한 긴갈래의 경우 어깨뼈에 붙어있기 때문에 안쪽, 가쪽갈래와 달리 위팔의 폄을 도와줍니다. 안쪽갈래와 가쪽갈래는 팔꿈관절만 굽힌 상태에서 잘 펴주면 완전한 수축과 이완을 만들 수 있지만, 긴갈래까지 자극을 하려면 약간의 위팔 폄이 즉 어깨뼈의 움직임이 동반되어야 자극을 끝까지 줄 수 있어요.

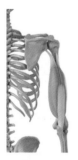

위팔세갈래근
(상완삼두근,
triceps brachii)

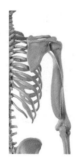

긴갈래
(장두, long head)

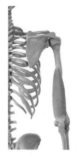

안쪽갈래
(내측두, medial head)

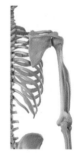

가쪽갈래
(외측두, lateral head)

핏블리의 피트니스 해부학

아래팔뼈의 관절과 움직임

아래팔의 근육이 하는 기능을 알려면 뼈와 관절에 대한 이해가 있어야 합니다. 주로 아래팔 운동을 할 때 덤벨을 잡고 손목을 굽혔다 폈다 하는 운동을 반복합니다. 이렇게 우리 아래팔의 근육들은 손목을 굽히고 펴는 기능을 할 수 있습니다. 그리고 아래팔의 움직임을 잘 보면, 위팔은 가만히 두고 손바닥만 뒤집고 다시 돌아오는 반짝반짝과 같은 동작이 가능해요.

우리 **팔꿈관절**은 위에서 내려오는 위팔뼈, 아래팔에 있는 노뼈와 자뼈 이렇게 총 세 개의 뼈가 만나 있는 관절입니다.

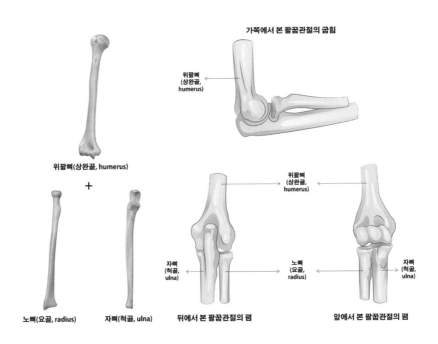

자뼈가 위팔뼈와 만나는 부분을 보면 자뼈머리(척골두, head of ulna) 부분이 후크처럼 생겨서 위팔뼈에 걸려있어요. 그래서 이 위팔뼈와 자뼈가 만난 부분에서 팔꿈관절의 굽힘이 일어납니다.

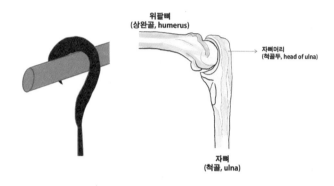

　　반면, 노뼈는 위팔뼈와 닿기는 하지만 자뼈와 위팔뼈처럼 뼈와 뼈끼리 걸려있는 형태의 모양은 하고 있지 않습니다. 노뼈의 윗부분을 보면 노뼈머리(요골두, head of radius)가 마치 꽹과리처럼 납작한 둥근 모양에 위쪽은 조금 오목하게 생겼어요. 노뼈머리의 조금 오목한 부분이 위팔뼈와 닿아 팔꿈을 굽히고 펼 때 위팔뼈와 노뼈 사이의 움직임을 원활하게 해줍니다.

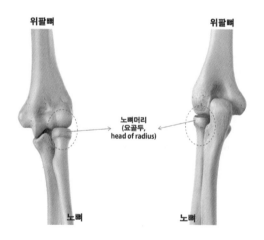

핏블리의 피트니스 해부학

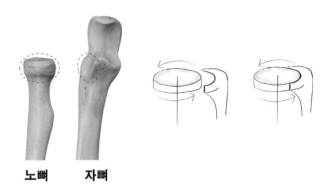

노뼈   자뼈

 그리고 **노뼈는 자뼈와 만나 반짝반짝과 같은 중요한 운동**을 해요. 자뼈
와 노뼈가 만나는 부분에서 자뼈를 보면 꽹과리처럼 생긴 둥근 노뼈머리가
끼일 수 있는 홈이 있어요. 그래서 노뼈 머리가 거기 끼여서 뱅글뱅글 제자
리에서 돌 수 있습니다.

 이렇게 노뼈 머리가 제자리에서 돌 때 노뼈의 먼쪽 즉, 손목과 가까운 부
분에서 노뼈가 자뼈를 타고 넘어가는 일이 일어납니다. 노뼈와 자뼈의 먼쪽
은 머리쪽과 반대로 생겨있어서 자뼈가 둥글게 생겼고 노뼈가 움푹 파여있
습니다. 그래서 위쪽에서 노뼈 머리가 제자리에서 축 돌림을 할 동안 아래쪽
에서는 노뼈가 자뼈를 넘어갔다 돌아오는 일이 일어나요. 이 움직임을 우리
는 **엎침(회내, pronation)과 뒤침(회외, supination)**이라고 합니다. 엎침은
손바닥을 엎어 바닥을 보게 하는 동작이고, 뒤침은 다시 뒤집어 손바닥을 위
로 보게 하는 동작이에요.

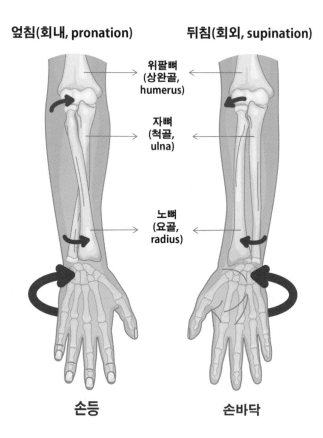

엎침(회내, pronation)　　　뒤침(회외, supination)

위팔뼈
(상완골,
humerus)

자뼈
(척골,
ulna)

노뼈
(요골,
radius)

손등　　　　　　　손바닥

아래팔의 근육

이제 아래팔의 기능을 알았으니 근육들을 배워볼 텐데요. 아래팔에 있는 근
육은 손목의 움직임과 손가락의 움직임을 담당하는 근육들이 있습니다. 우
리 손가락은 키보드를 두드리고 피아노를 칠 수 있듯이 섬세한 움직임도 가
능한데요. 그만큼 많은 근육이 있습니다. 따라서 아래팔에 있는 근육들은
다 외우며 공부하려고 하기보다는 근육의 위치에 따른 그 기능을 이해하고

넘어가는 것이 좋을 것 같습니다.

아래팔의 앞칸의 근육은 총 여덟 개가 있는
데요. 이 중 대부분이 우리 팔꿈치 안쪽에 모여
서 붙어있습니다. 이것을 공통힘줄이라고 하며,
그 공통힘줄에서 근육들이 갈라져 내려온다고
생각하면 됩니다. 여덟 개의 근육을 기능별로
살펴보면, 엎침을 하는 근육들과 손목을 굽히거
나 손가락을 굽힐수 있는 근육들이 있습니다.

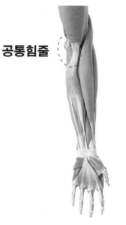

공통힘줄

아래팔 앞칸

먼저 엎침을 하는 근육 두 개를 살펴볼게요.
하나는 원엎침근(원회내근, pronator teres), 다
른 하나는 네모엎침근(방형회내근, pronator
quadratus) 입니다. 실제로 원엎침근은 근육이
동그랗게 생겼고 네모엎침근은 근육이 네모 모양으로 생겼어요. 이 근육은
엎침운동을 하기 때문에 손목관절을 가로지르지는 않고 노뼈와 자뼈사이에
붙어있는데, 하나는 팔꿉관절 근처, 다른 하나는 손목관절 근처에 있습니다.

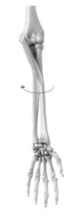

원엎침근
(원회내근, pronator teres)

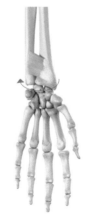

네모엎침근
(방형회내근, pronator quadratus)

나머지 근육들은 손목과 손가락을 굽힐 수 있는데요. 먼저 노쪽과 자쪽에서 손목을 굽혀주는 노쪽손목굽힘근(요측수근굴근, flexor carpi radialis), 그리고 자쪽손목굽힘근(척측수근굴근, flexor carpi ulnaris)이 있습니다. 노쪽손목굽힘근은 노뼈 쪽에 있는 손목뼈에 붙어서 손목의 노쪽부분을 굽히는 근육이고 자쪽손목굽힘근은 반대로 자쪽 부분의 손목뼈에 붙어 손목을 굽힙니다.

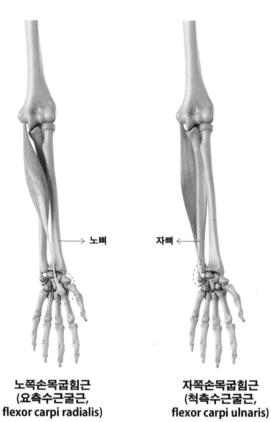

노쪽손목굽힘근
(요측수근굴근,
flexor carpi radialis)

자쪽손목굽힘근
(척측수근굴근,
flexor carpi ulnaris)

다음으로 볼 근육은 긴손바닥근(장장근, palmaris longus)입니다. 이 근육은 손바닥으로 내려가 넓게 힘줄이 되어 붙는 근육이에요. 엄지와 새끼손가락을 모아서 손목을 살짝 굽히면 손목 가운데 제일 튀어나오는 힘줄이 보이는데, 그게 긴손바닥근의 힘줄입니다. 이 근육은 종종 없는 사람도 있다는 연구 결과가 있습니다.

나머지 근육들은 우리 손가락을 굽혀주는 근육들입니다. 그런데 아래팔에서 손가락까지 가려면 손목을 지나가기 때문에 이 근육들도 손목을 굽히는 데 도움을 줍니다. 먼저, 엄지를 제외한 손가락 네 개를 굽히는 근육들이 두 개가 있는데요. 서로 겹쳐있어

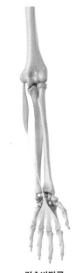

긴손바닥근
(장장근, palmaris longus)

서 더 표면에 있는 근육을 얕은손가락굽힘근(천수지굴근, flexor digitorum superficialis), 더 깊이 있는 근육을 깊은손가락굽힘근(심수지굴근, flexor digitorum profundus)이라고 부릅니다. 마지막으로 엄지손가락으로만 힘줄이 가서 엄지를 굽히는 긴엄지굽힘근(장무지굴근, flexor pollicis longus)이 있습니다.

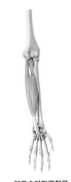

얕은손가락굽힘근
(천수지굴근,
flexor digitorum superficialis)

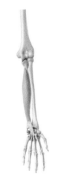

깊은손가락굽힘근
(심수지굴근,
flexor digitorum profundus)

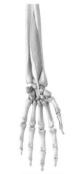

긴엄지굽힘근
(장무지굴근,
flexor pollicis longus)

아래팔 뒤칸에 있는 근육들은 앞칸의 근육들과 반대로 노뼈쪽에서 공통
힘줄을 이루고 있습니다.

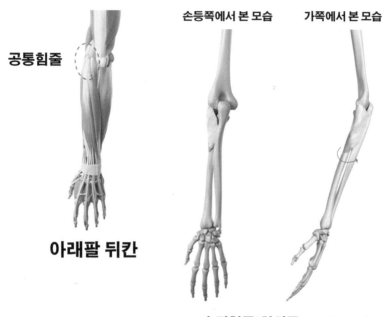

공통힘줄

손등쪽에서 본 모습　　가쪽에서 본 모습

아래팔 뒤칸

손뒤침근(회외근, supinator)

뒤칸의 근육은 앞칸과 거의 반대된다고 보시면 되는데요. 그래서 **손목과
손가락의 폄, 그리고 뒤침**을 합니다.

아까 앞칸에 엎침근이 있었다면 뒤칸에도 노뼈와 자뼈에 붙어 뒤침을 하
는 손뒤침근(회외근, supinator)이 있습니다.

　　　　　　　　　　　　　　핏블리의 피트니스 해부학

그리고 앞칸과 비슷하게 노쪽과 자쪽에 손목을 펴주는 근육이 있어요. 노쪽에서 손목을 펴주는 근육은 짧은 것과 긴 것 이렇게 두 개가 있어서 짧은노쪽손목폄근(단요측수근신근, extensor carpi radialis brevis), 긴노쪽손목폄근(장요측수근신근, extensor carpi radialis longus)이라고 부릅니다. 그리고 자쪽에는 자쪽손목폄근(척측수근신근, extensor carpi ulnaris) 한 개가 있습니다.

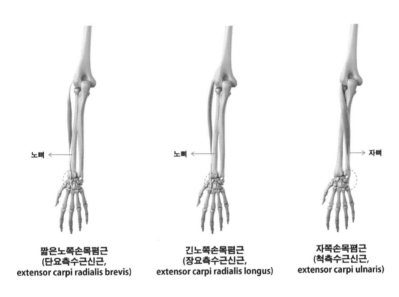

짧은노쪽손목폄근
(단요측수근신근,
extensor carpi radialis brevis)

긴노쪽손목폄근
(장요측수근신근,
extensor carpi radialis longus)

자쪽손목폄근
(척측수근신근,
extensor carpi ulnaris)

그 외 나머지 근육 중에 엄지로 가는 힘줄이 세 개 있습니다. 실제로 우리 엄지손가락에서 눈으로 확인할 수 있는데요. 하나는 엄지를 벌리는 긴엄지벌림근(장무지외전근, abductor pollicis longus), 나머지는 엄지를 펴는 짧은엄지폄근(단무지신근, extensor pollicis brevis)과 긴엄지폄근(장무지신근, extensor pollicis longus)입니다.

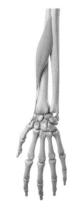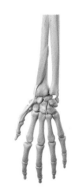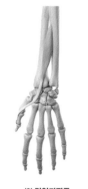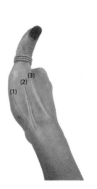

(1) 긴엄지벌림근
(장무지외전근,
abductor pollicis longus)

(2) 짧은엄지폄근
(단무지신근,
extensor pollicis brevis)

(3) 긴엄지폄근
(장무지신근,
extensor pollicis longus)

　다음으로는 엄지를 제외한 나머지 손가락 네 개를 다 펴는 손가락폄근(지신근, extensor digitorum), 둘째 손가락만 펴는 집게폄근(시지신근, extensor indicis), 마지막으로 새끼손가락만 펴는 새끼폄근(소지신근, extensor digiti minimi)이 있습니다.

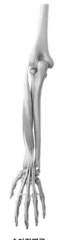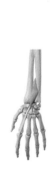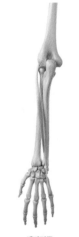

손가락폄근
(지신근,
extensor digitorum)

집게폄근
(시지신근,
extensor indicis)

새끼폄근
(소지신근,
extensor digiti minimi)

핏블리의 피트니스 해부학

지금까지 살펴본 대로 대부분의 아래팔 근육은 손목과 손가락의 움직임에 관여합니다. 그래서 아래팔 운동을 할 때는 팔꿈치를 고정시켜둔 상태에서 손바닥을 위로 두고 손목을 굽히는 리스트 컬을 하거나, 반대로 손바닥을 아래로 둔 상태에서 손목을 펴는 리버스 리스트 컬을 하는거에요.

마지막으로 하나의 근육만 더 살펴보겠습니다. 커피잔 혹은 맥주잔 쥐었을 때처럼 손을 해보면 노뼈에서부터 팔꿈관절 쪽으로 올라오는 볼록한 근육이 하나 있는데요. 그 근육은 위팔노근(상완요골근, brachioradialis) 이라고 부르며 위팔뼈에서 노뼈까지만 붙어있기 때문에 우리 팔꿈관절을 굽히는 역할을 합니다. 그래서 이 위팔노근을 강화시키는 방법으로는 엄지를 앞으로 보게 하여 팔꿈관절을 굽히는 헤머 컬이 있습니다.

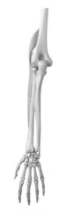

위팔노근
(상완요골근,
brachioradialis)

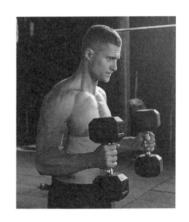

헤머 컬

여기까지 우리의 팔에 대해 해부학적으로 알아보았습니다. 생각보다 팔에 많은 근육이 있었고 관절의 움직임도 복잡했어요. 따라서 근육의 이름을 외우는데 목적을 두는 것 보다 근육의 붙어있는 생김새를 떠올려 웨이트를 할 때 타겟으로 하는 근육에 더 집중할 수 있도록 하는 것이 좋아요.

위팔두갈래근의 운동

위팔두갈래근은 두 갈래로 나누어져 있으며, 위팔의 안쪽에는 짧은 갈래가 있고, 가쪽에는 긴갈래가 있습니다. 그래서 바이셉스 컬과 같은 동작을 할 때 그립이 넓으면 안쪽에 있는 짧은갈래에 조금 더 집중이 되고, 좁으면 가쪽에 있는 긴갈래에 더 집중이 됩니다. 그리고 팔꿉관절을 굽히면서 하는 운동이기 때문에 팔꿉관절이 움직이지 않게 잘 고립해주시는 것도 중요해요. 어깨뼈의 앞쪽에서 근육이 내려오기 때문에 팔꿈치가 너무 몸 뒤로 가서 어깨뼈가 앞으로 나오지 않게, 어깨뼈를 제 위치에 두고 팔꿈치를 옆에서 보았을 때 몸통 중간에서 살짝 앞쪽에 둔다는 느낌으로 해주세요. 그리고 위팔두갈래근은 뒤침이 가능하다고 했는데요. 약간 뒤침을 하는 느낌으로 바이셉스 컬을 하면 위팔두갈래근에 자극이 더 많이 옵니다.

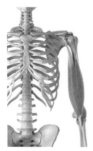

위팔두갈래근
(상완이두근,
biceps brachii)

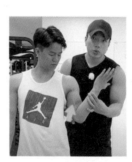

짧은갈래 자극
(단두, short head)

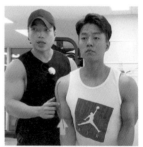

긴갈래 자극
(장두, long head)

핏블리의 피트니스 해부학

- 해부학적 자세에서 팔꿈관절을 기준으로 위쪽을 위팔, 아래쪽을 아래팔이라 부른다.

- 위팔에는 위팔뼈가 있고, 아래팔에는 노뼈와 자뼈 두 개가 있다.

- 팔의 움직임에서는 굽힘과 폄 외에 엎침과 뒤침이라는 움직임이 있다.

- 팔의 앞칸에는 주로 팔을 굽히는 근육이 있고, 뒷칸에는 팔을 펴는 근육이 있다.

- 위팔의 앞칸에는 위팔두갈래근, 위팔근, 부리위팔근이 있으며 주로 팔꿈관절의 굽힘과 위팔의 굽힘을 하고, 위팔의 뒷칸에는 위팔세갈래근이 있어 팔꿈관절의 폄과 어깨의 약간 폄을 한다.

- 아래팔 앞칸에는 손목과 손가락을 굽혀주는 근육, 엎침을 하는 근육이 있으며. 반대로 아래팔 뒷칸에는 손목과 손가락을 펴주고, 손의 뒤침을 하는 근육이 있다.

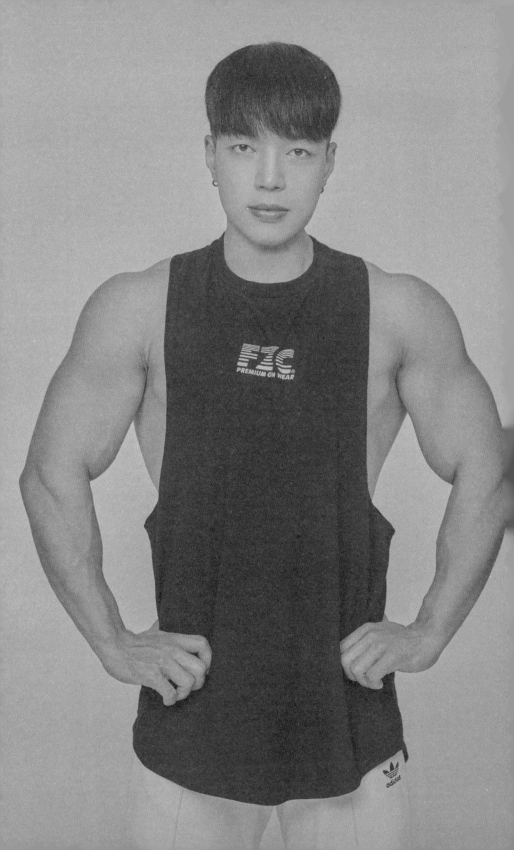

11강
3대 운동 해부학-벤치프레스

벤치프레스 해부학
(가슴근육의 해부학적 이해)

벤치프레스를 할 때 가슴근육은 어떻게 움직이는 걸까?

가슴 부위의 뼈대

가슴의 근육

벤치프레스 해부학

벤치프레스를 할 때 가슴근육은 어떻게 움직이는 걸까?

남녀불문하고 가슴운동은 상당히 중요한 운동인데요. 운동을 할 때 마다 "가슴근육에 힘주세요!" 라는 말을 아무리 들어도 어떻게 힘을 줘야 할지 너무 어려워요. 우리가 주로 가슴 근육을 할 때 많이 움직이는 부위는 팔이에요. 가슴근육은 어디에 붙어있길래 팔을 움직일까요?

근육이 어디에 어떻게 붙어있는지도 모르는데 무작정 동작만 따라 하면 원하는 근육의 발달은 되지 않고 오히려 다른 부분의 운동만 되거나, 관절을 다치는 경우가 생기는데요. 그렇게 다치기 정말 쉬운 운동 중 하나가 벤치프레스입니다. 벤치프레스는 누워서 바벨을 팔로 밀어내는 운동인데요. 가슴운동에서 빼놓을 수 없는 3대 운동 중 하나입니다. 특히 운동 초보분들이 혼자 벤치프레스를 도전하기란 쉽지 않아요.

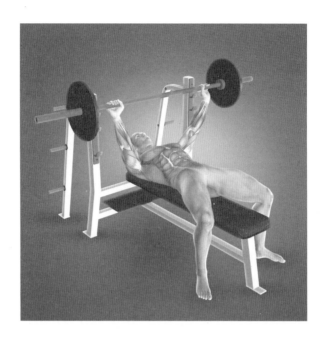

그래서 먼저 가슴에 있는 뼈대와 근육들을 먼저 알아보고, 벤치프레스에 대해 해부학적으로 살펴볼게요.

가슴 부위의 뼈대

먼저 가슴 근육이 붙어있는 우리 몸통의 뼈대부터 살펴보겠습니다. 간단하게 갈비뼈(늑골, rib)와 복장뼈(흉골, sternum)를 알아볼게요. **갈비뼈**는 우리에게 익숙한 이름의 뼈에요. 옆구리 위쪽, 겨드랑이 아래쪽에서 쉽게 만질 수 있습니다. 이 갈비뼈는 우리 등에 길게 있는 척주(vertebral column) 중에 등뼈(흉추, thoracic vertebrae)와 만나있습니다. 우리 등뼈는 총 열두 개가 있는데요. 이 열두 개의 등뼈 양옆으로 열두 쌍의 갈비뼈가 관절하고 있습니다. 그렇다는 말은 갈비뼈가 등에서부터 몸통의 옆을 지나 앞쪽으로 둥근 형태로 생겨있다는 뜻인데요. 그렇다고 해서 앞에서 양쪽 갈비뼈끼리 만나는 것은 아닙니다. 우리 양쪽 갈비뼈들은 앞으로 오면서 **복장뼈**라는 뼈의 양옆에 붙어있어요. 복장뼈라는 말 익숙하지 않을 수도 있는데요. 과거에 흉골이라고 불렀던 뼈입니다. 우리가 막 가슴이 답답할 때 가슴 중앙을 치면 딱딱한 뼈가 있는데, 복장뼈가 바로 그 뼈입니다. 단어가 조금 어색하고 이상하다고 느껴지면 이렇게 생각해보세요. 어른들이 "아이고 복장 터진다!" 하면서 가슴을 두드리는 장면이요. 그러면 복장뼈라는 단어가 훨씬 친근하게 느껴질거에요. 이 복장뼈는 우리가 손으로 위치를 파악할 수 있어요. 빗장뼈(쇄골, clavicle)를 따라 중앙으로 오면 목의 아래쪽으로 움푹 들어간 부분이 만져지는데 거기서부터 복장뼈가 시작됩니다. 복장뼈는 약간 짧은 넥타이처럼 생겼어요. 복장뼈를 쭉 만지면서 내려가다가 보면 명치가 만져질 텐데요. 거기가 복장뼈의 끝부분입니다.

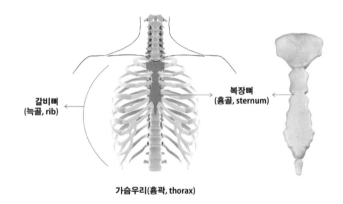

갈비뼈
(늑골, rib)

복장뼈
(흉골, sternum)

가슴우리(흉곽, thorax)

그런데 이 짧은 넥타이 모양의 뼈에 열두 쌍의 갈비뼈가 다 붙기엔 뼈가 많이 짧은 것 같은데요. 우선 갈비뼈와 복장뼈가 만나는 부분은 연골로 되어 있습니다. 그걸 갈비연골(늑연골, costal cartilage)이라고 부르는데요. 첫째

부터 일곱째갈비뼈는 복장뼈에 직접 갈비연골이 붙고, 여덟째부터 열째갈비
뼈까지는 일곱째갈비뼈의 연골에 연결되어 붙습니다. 그리고 열한째갈비뼈
와 열두째갈비뼈는 뜬갈비뼈 라고 부르며 실제로 길이도 짧고 우리 몸의 앞
까지 오지 않고 공중에 붕 떠 있어요. 이렇게 열두 개의 등뼈와 열두 쌍의 갈
비뼈, 그리고 복장뼈가 만나 새장처럼 둥근 모양을 하고 있고 이걸 우리는
가슴우리(흉곽, thorax)라고 부릅니다. 이 가슴우리 안에 심장, 허파와 같은
중요한 장기가 보호되고 있어요.

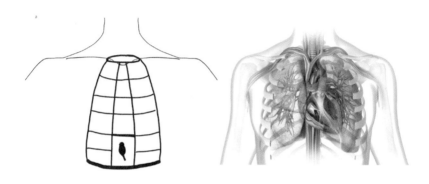

가슴의 근육

가슴근육이라고 하면 아마 대흉근이라는 단어가 익숙하게 느껴질텐데요.
지금 한글 용어로는 **큰가슴근(대흉근, pectoralis major)**이라고 부르는 근육
입니다. 웨이트를 하다보면 종종 윗가슴, 아랫가슴 이렇게 나누어 부르는 것
을 듣게 되는데요, 이 모든 부위에 있는 근육이 다 큰가슴근입니다. 우리 몸
에서 가슴부분을 말 그대로 크게 덮고 있는 근육이에요.

　우리 해부학에서 근육 이름에 "큰" 이라는 단어가 붙으면 "작은" 이
라는 근육이 있다는 뜻인데요. 그래서 우리 몸에는 **작은가슴근(소흉근,**

pectoralis minor)도 있습니다. 이 작은가슴근은 어깨가 앞으로 말리는 흔히 말하는 라운드 숄더와 관련해서 소흉근이라는 단어로 많이 언급되는 근육입니다.

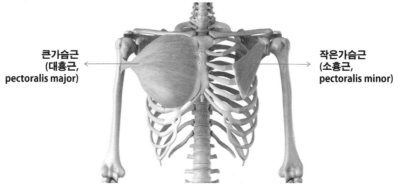

큰가슴근
(대흉근,
pectoralis major)

작은가슴근
(소흉근,
pectoralis minor)

가슴에 있는 근육들은 우리 몸통과 팔을 연결해주는 역할을 하는데요. 몸통과 팔을 연결해주는 근육에는 큰, 작은가슴근과 함께 우리 갈비뼈에서 어깨뼈로 연결되어있는 **앞톱니근(전거근, serratus anterior)** 이라는 근육도 있습니다. 이 앞톱니근은 어깨뼈를 몸통에 붙이는 역할을 하여 어깨의 안정화와 관련해서 중요한 근육입니다. 따라서 이 앞톱니근은 어깨 해부학에서 조금 더 자세히 다루도록 하고, 벤치프레스 해부학에서 알아볼 근육은 큰가슴근과 작은가슴근을 위주로 하여 가슴 운동에 대한 해부학을 공부해보겠습니다. 물론, 어깨뼈의 안정화는 벤치프레스에서도 아주 중요하기 때문에 앞톱니근에 대해서는 꼭 한번 읽어보시는 것이 좋아요.

가슴근육이 발달한 사람들을 보면 빗장뼈 쪽에서부터 가슴 전체가 근육이 가득 채워져 있는 것을 볼 수 있는데요. 가슴우리의 앞쪽에 붙어서 가슴 부위 전체를 덮고 위팔뼈로 연결된 근육이 바로 큰가슴근입니다.

큰가슴근이 시작되는 부분은 빗장뼈에 붙어서 복장뼈의 앞면을 따라 쭉

붙어 내려오다 여섯째 갈비연골까지 붙어있습니다. 이렇게 넓게 붙은 큰가
슴근은 갈비뼈를 덮으며 가쪽으로 가서 우리 위팔뼈의 앞부분에 닿는데요.
특이한 점은 이 근육은 위팔뼈에서 닿을 때 빗장섬유가 더 아래에 닿고 복장
갈비섬유가 더 위에 닿기 때문에 닿는 부분이 꼬여 있어서 부채모양으로 근
육이 생겨있습니다. 그래서 평소 우리가 **윗가슴이라고 하는 빗장부분의 근
육 결은 아래방향**으로 되어있고, **아래가슴이라고하는 나머지 복장갈비갈래
는 근육의 결이 윗방향**으로 되어있어요.

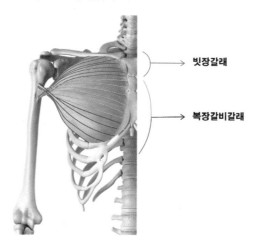

빗장갈래

복장갈비갈래

큰가슴근 (대흉근, pectoralis major)

큰가슴근이 눈에 띄게 발달하지 않은 사람도 근육의 라인을 볼 수 있는
데요. 팔을 벌림상태로 만들면 우리 몸통에서 팔로 연결되는 선을 해부학적
으로 앞겨드랑주름(anterior axillary fold)이라고 부르는데요. 그게 바로 큰
가슴근의 경계입니다. 그래서 오른팔을 벌림한 상태에서 왼손을 오른쪽 겨
드랑이에 대고 오른팔을 힘껏 내리면서 모으면 큰가슴근 경계에 힘이 들어
오는 것이 느껴져요. 이렇게 큰가슴근이 전체적으로 작용을 하면 팔을 강력
하게 모을 수 있습니다. 그리고 위팔뼈의 앞쪽에 붙어있어 위팔의 안쪽돌림

이 가능합니다. 또 큰가슴근은 뒤로 젖힌 팔을 앞으로 당겨주는 역할도 해요. 아까 윗가슴과 아래가슴의 근육 결이 다르다고 했는데요. 이는곳이 넓고 닿는곳이 좁은 경우에는 같은 근육이라 하더라도 붙어있는 부위에 따라 운동 방향이 조금씩 달라지게 됩니다. 그래서 **큰가슴근의 윗가슴만 작용할 경우 위팔을 굽히고, 아래가슴만 작용할 경우 굽힌 위팔을 펼 수 있습니다.**

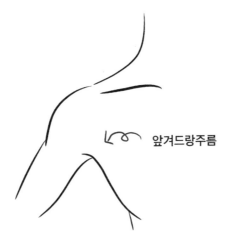

앞겨드랑주름

그래서 오른팔을 몸통에 붙인 자세에서 빗장뼈 아래에 왼손을 올려두고 오른손을 눈높이 정도까지 올리는 팔의 굽힘을 하면 큰가슴근의 빗장부분이 수축하는 것이 느껴져요. 반대로 팔을 힘껏 다시 내리며 팔의 폄을 할 때 앞겨드랑주름에 손을 대면 큰가슴근의 복장갈비부분이 수축하는 것을 느낄 수 있습니다.

앞서 팔을 벌렸다 모으는 운동을 설명할 때는 이마면을 기준으로 일어나는 모음 동작으로 큰가슴근의 수축을 설명하였습니다. 그런데 우리 몸은 이마면 외에도 시상면과 수평면도 있습니다. 우리 몸은 모든 면을 기준으로 움직임일 수 있기 때문에 수평면을 기준으로도 팔의 모음을 할 수 있습니다. 즉, 몸통을 가만히 있는 상태에서 팔을 벌린 다음, 옆구리로 팔을 모으는 것이 아니라 가슴 앞쪽으로 수평면을 따라 팔을 모을 수도 있습니다. 이렇게 수평면을 따라 모음을 할 때 큰가슴근에 손을 올려두고 수평 모음을 해보면 큰가슴근에 힘이 들어오는 것이 느껴질 거에요.

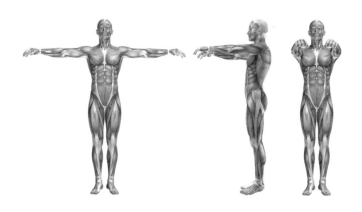

큰가슴근을 키우기 위한 운동으로 3대 운동 중 하나인 벤치프레스를 많이 하는데요. 우선 이 벤치프레스 해부학에 대한 설명에 들어가기 전에 가슴근 중 다른 하나인 작은가슴근부터 먼저 설명하고 넘어갈게요.

큰가슴근을 젖혀 내고 나면 안에 작은가슴근이 있습니다. 작은가슴근은 우리가 흔히 라운드 숄더라고 말하는 앞으로 어깨가 말린 자세를 설명할 때 많이 언급되는 근육입니다. 작은가슴근은 큰가슴근과 달리 갈비연골에 붙지 않고 셋째에서 다섯째 갈비뼈에 붙어서 어깨뼈의 앞쪽에 닿습니다. 그래서 붙어있는 모양을 보면 가슴의 안쪽이 아닌 가쪽에서 어깨로 즉, 사선 위로 붙어있어요. 우리 어깨뼈(견갑골, scapula)는 어깨관절을 이루는 뼈 중하나로 우리 등에서 쉽게 만질 수 있는 뼈입니다. 그런데 어깨뼈의 일부분이 돌기 모양으로 튀어 나와 우리 몸의 앞쪽에서 만져집니다. 이 부분이 마치 까마귀의 부리와 닮았다고 하여 어깨뼈의 부리돌기(오훼돌기, coracoid process)라고 합니다.

핏블리의 피트니스 해부학

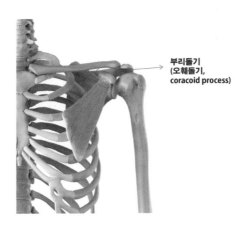

부리돌기
(오훼돌기,
coracoid process)

작은가슴근(소흉근, pectorialis minor)

이 부리돌기에 작은가슴근이 붙어있기 때문에 **갈비뼈가 고정된 상태에서 작은가슴근이 수축하면 어깨뼈가 앞으로 기울어지게 돼요.** 라운드 숄더에서 늘 이 근육이 언급되니, 마치 나쁜 근육인 것만 같고, 수축하면 안 될 것 같은 근육이라고 생각을 할 수도 있는데요. 실제 이 근육의 기능은 어깨뼈를 아래 앞쪽으로 당겨 가슴벽에 안정시키는 역할을 하는 근육입니다. 그런데 우리 자세가 나빠지면서 어깨가 앞으로 말리게 되면 이 근육이 너무 짧아진 채로 자세가 굳어버려요. 즉 라운드 숄더를 가진 분들이 이 근육을 일부러 수축시켜서 어깨를 둥글게 만들었다기 보다는 자세 자체가 어깨가 숙여져 있게 되

고 그렇게 되면서 앞쪽의 작은가슴근은 짧아진 채로, 뒤쪽에 등 근육들은 늘어난 상태로 오래 있게 되는 것 입니다. 그래서 주로 라운드 숄더가 있는 분들의 경우 우리 어깨 앞쪽에 특정 부위 만지면 작은 가슴근이 자극되면서 엄청 시원하거나 경우에 따라 아프기도 해요.

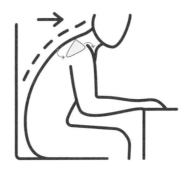

벤치프레스 해부학

벤치프레스는 중력에 대항하여 무게를 들어 올려 운동을 하기 때문에, 가슴근육의 볼륨감을 키우는데 상당히 좋은 근육으로 알려져 있습니다. 먼저 벤치프레스 동작을 할 때 우리 몸에서 일어나는 큰가슴근의 운동을 간단하게 해부학적으로 분석해보겠습니다. 우선 벤치에 누워서 빈 바를 잡은 자세를 상상해볼게요. **바를 잡고 누워있을 때** 우리 어깨관절은 지금 위팔의 팔꿈치가 서로 밖을 보고 있는 **안쪽돌림 상태에서 어깨가 90°로 굽혀진 상태**입니다.

그리고 그 상태에서 팔꿉관절을 굽히면서 바를 천천히 가슴으로 내리며 **위팔뼈가 몸통에서 점점 멀어지는 벌림**상태가 돼요. 이때 우리 몸통과 위팔이 서로 멀어지기 때문에 몸통과 위팔뼈 사이에 붙어있는 **큰가슴근의 이완**이 일어납니다. 이 상태에서 우리 몸통을 그대로 두고 팔꿉관절을 다시 펴면서 **바를 가슴 위로 밀어내며 큰가슴근을 수축**하는 동작이 바로 벤치프레스에요. 이렇게 말로 들으면 굉장히 쉽게 느껴지는데요.

그런데 왜 우리는 벤치프레스가 어려운걸까요?

사실 벤치프레스에는 큰가슴근만 사용되는 것이 아닙니다. 큰가슴근의 볼륨감 향상을 주 목적으로 운동을 수행하지만, 그 과정 중에 많은 근육의 개입이 일어나요. 먼저 벤치프레스를 할 때 어깨뼈를 잘 고정하라는 이야기를 듣는데요. 벤치프레스에서 집중적으로 운동을 해야 하는 근육은 큰가슴근이고, 그러기 위해 우리 몸통을 기준으로 위팔뼈가 움직이면서 큰가슴근을 사용해야 합니다. 그런데 팔을 가슴 앞쪽으로 뻗을 때 팔과 연결되어있는 어깨뼈가 움직이면서 고립이 제대로 이루어지지 않는 경우가 많습니다. 특히 **어깨뼈 고립을 제대로 하지 않으면 큰가슴은근은 제대로 이완되지 않게 되고, 팔을 펼 때 앞쪽 어깨세모근(삼각근, deltoid)에 자극이 더 강하게 들어와요.** 우리 어깨를 크게 감싸고 있는 어깨세모근 중 앞쪽에서 볼 수 있는 앞쪽섬유가 우리 팔을 앞으로 들어올리는 어깨관절의 굽힘을 담당하고 있기 때문입니다.

또한 벤치프레스는 바를 밀어내는 과정에서 큰가슴근과, 어깨세모근의 앞쪽섬유 외에 팔의 뒤쪽에 있는 위팔세갈래근(상완삼두근, triceps brachii), 그리고 바를 잡고 있는 아래팔의 근육(전완근, forearm muscles) 힘도 필요해요. 그리고 **어깨뼈를 잘 고정해두기 위해** 등에 있는 **등세모근 (승모근, trapezius)**이나 **마름근(능형근, rhomboid)**과 같은 근육들이 어깨뼈를 잘 고정해주고 있어야해요. 또한 벤치프레스에서 어깨뼈를 고정시키며 우리 가슴우리를 살짝 들어 **등의 하부에 아치**를 만들어 바가 이동할 거리를 줄이며 자세의 안정성을 높이는데, 이때 **넓은등근(광배근, latissimus dorsi)**이 사용됩니다.

이렇게 벤치프레스라는 동작을 큰가슴근 하나로만 보았을 때는 굉장히 단순했지만, 실제 바벨을 들고 벤치에 누워서 동작을 수행하기에는 상체의 전반적인 근력이 모두 필요합니다.

또한, 벤치프레스는 가슴으로 당겼다 밀어내는 운동이기 때문에 부상을 입더라도 가슴근육의 부상만 생각하실 수도 있는데, 실제로 **바가 가슴 쪽에 닿는 동작은 위팔뼈가 움직이면서 어깨관절에서 움직임**이 일어나요. 그래서 자칫 잘못하면 어깨관절에 무리를 줄 수 있습니다. 특히, 중량이 올라갈수록 어깨관절의 부담이 커질 수 있어요. 그래서 벤치프레스를 할 때는 어깨관절에 무리를 주지 않도록 해부학적으로 알맞은 관절의 각도에 맞춰서 해야 해요. 우리 어깨관절을 앞쪽에서 보면 빗장뼈와 어깨뼈가 만나는 부분을 어깨뼈봉우리(acromion)라 부르는데요. 그 봉우리 밑에 공간이 존재하고 그 사이로 어깨의 근육이 지나가고 있어요.

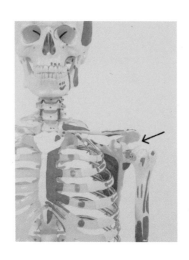

어깨뼈의 고립을 고려하지 않은 채로 우리 위팔뼈를 옆으로 벌리면 위팔뼈가 몸에서 멀어지면서 일정한 비율로 어깨뼈가 함께 회전을 하기 때문에 90° 벌림을 하여도 어깨관절에 문제가 없습니다. 그런데 벤치프레스를 할 때는 **어깨뼈를 완전히 고립**을 시켜두고 하기 때문에 **위팔을 90°로 벌려서 하게 되면 봉우리밑공간(견봉하공간, subacromial space)에서 충돌**이 생깁니다.

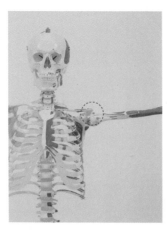 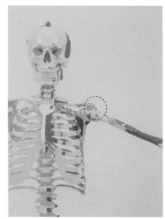

핏블리의 피트니스 해부학

그래서 벤치프레스를 할 때는 위팔이 몸에서 벌어진 각도와 바벨이 일직선이 되면 안 돼요. 즉 **몸에서 위팔은 70-75° 정도로 벌림**을 시킨 상태에서 양손으로 바벨을 잡아야 합니다.

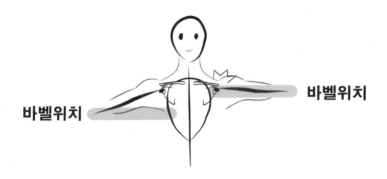

그리고 바벨을 이용한 벤치프레스는 길게 연결된 바를 가지고 동작을 수행하기 때문에 숙련자분들에게 전체적인 가슴근육의 볼륨감과 근력을 발달시키기에 좋은 운동이지만, 아직 바벨 벤치프레스가 익숙하지 않은 초보자분들의 경우 가슴의 충분한 가동범위 확보가 어려워 가슴 안쪽까지 전체적으로 자극을 주기 어려울 수가 있어요. 안쪽 가슴까지 자극이 들어오게 하려면 무게를 잡고 있는 두 손이 서로 가까이 모여야 하는데 바벨은 손의 위치가 고정되기 때문입니다. 따라서 덤벨을 가지고 먼저 프레스를 하여 가슴의 가쪽 뿐만 아니라 안쪽까지 자극을 느낄 수 있도록 먼저 훈련을 해주는 것이 좋습니다.

바벨 벤치프레스가 아직 어려운 초보자의 경우 다른 다양한 가슴 운동을 통해 가슴근육의 자극을 먼저 찾은 다음 벤치프레스에 도전해보는 것도 좋습니다.

다양한 동작의 가슴 운동

    큰가슴근의 수축을 설명할 때 다양한 방향으로 수축하는 것을 설명했는데요. 우리가 웨이트를 하며 가슴운동을 할 때 다양한 동작으로 가슴에 자극을 줍니다.

    큰가슴근의 빗장갈래는 팔을 눈높이 정도로 굽힘을 할 때 수축을 한다고 하였는데요. 그래서 케이블이나 체스트플라이 머신을 이용하여 윗가슴 운동을 할 때는 팔을 아래쪽에서 눈높이 정도로 살짝 올리며 모아주는 운동을 하는 것이에요.

    반대로 케이블을 위에서 아래로 끌어내리며 모아주는 동작도 하는데요. 그때는 아랫가슴인 복장갈비갈래에 자극이 크게 갈 수 있습니다. 이렇게 큰가슴근은 빗장갈래와 복장갈비갈래가 서로 근육의 결이 다르기 때문에 흔히 말하는 위아래 가슴을 모두 키워 주기 위해 다양한 방향으로 가슴운동을 하는 것입니다.

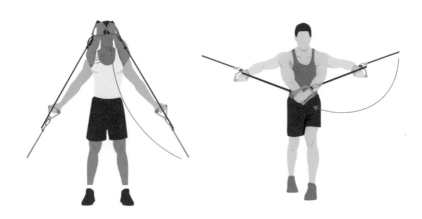

작은가슴근이 붙은 부리돌기를 찾는 방법

　　라운드숄더 자세를 가진 경우 작은가슴근이 짧아져 있는 경우가 많아 작은가슴이 붙어있는 부리돌기 아래쪽을 마사지하면 시원한 느낌이 들거나 혹은 아플 수도 있어요. 직접 이 부리돌기를 만져보려면 다음과 같이 해보세요. 빗장뼈를 쭈욱 따라서 가쪽으로 가다보면 빗장뼈가 뒤로 좀 움푹 들어가는 부위가 있어요. 빗장뼈는 S 자로 생겨 있어서 몸의 안쪽에서는 앞으로 볼록하고 가쪽으로 갈수록 뒤로 오목하게 생겼습니다. 그 오목하게 들어간 빗장뼈 가쪽에서 살짝 아래쪽을 만져보면 약간 둥글게 튀어나온 뼈가 만져집니다, 그 부분이 어깨뼈의 부리돌기에요. 그 부리돌기에서부터 살짝 사선 아래로 마사지를 하면 시원한 느낌이 듭니다.

- 가슴의 근육은 큰가슴근과 작은가슴근이 있다.

- 큰가슴근은 가슴 앞벽에 크게 붙어있으며 위팔뼈에 닿아 팔의 움직임을 담당하며, 웨이트에서 윗가슴으로 부르는 빗장갈래와 아랫가슴으로 부르는 복장갈비갈래로 나누어져 있다.

- 큰가슴근이 전체적으로 작용하면 팔을 강하게 모을 수 있고, 빗장갈래만 수축할 경우 위팔의 굽힘이 가능하며, 복장갈비갈래만 수축하면 굽혔던 위팔의 폄이 가능하다.

- 작은가슴근은 셋째에서 다섯째 갈비뼈에서 어깨뼈의 앞쪽에 닿아 어깨뼈를 몸통에 붙이는 역할을 한다.

- 벤치프레스는 중력에 대항하여 무게를 들면서 가슴의 근육을 발달시키는 운동이다.

- 벤치프레스 동작 중 큰가슴근 외에 다른 많은 근육의 작용이 함께 일어난다.

- 큰가슴근에 자극을 집중적으로 주기 위해 어깨뼈의 고립이 중요하다.

- 위팔뼈의 움직임은 어깨관절에서 일어나기 때문에, 어깨의 부상 예방을 위해 위팔은 몸에서 약 70-75° 정도로 벌림을 시킨 상태에서 양손으로 바벨을 잡아야 한다.

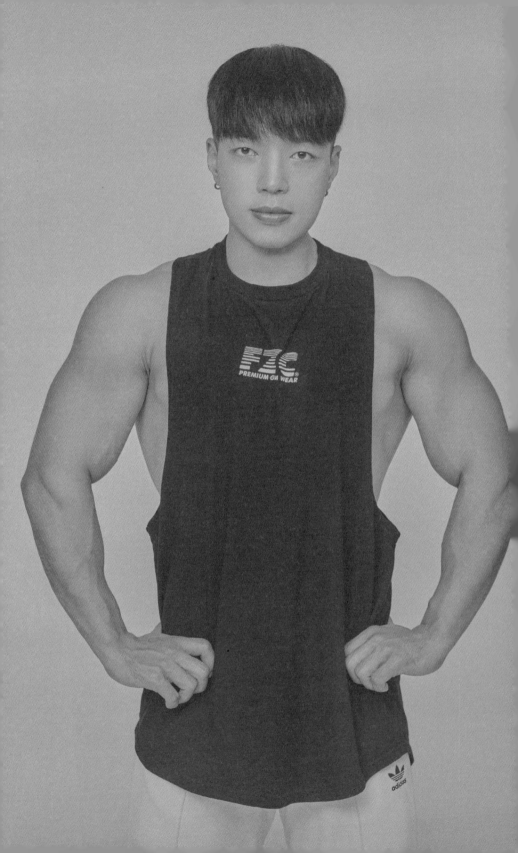

12강
복근 해부학

몸통 안정화와 복근 운동을 위한
해부학적 이해

식스팩 복근은 하나의 근육이다?

배근육은 어디에 붙어있을까?

배의 근육

식스팩 복근은 하나의 근육이다?

우리가 보통 배근육(복근, abdominal muscles)이라고 하면 외형적으로 두드러져 보이는 식스팩이 가장 먼저 떠오르실거에요. 식스팩으로 잘 알려진 배곧은근(복직근, rectus abdominis)이 배 중앙에 있으면서 가장 표면에 있기 때문에 다이어트가 잘되고 근육이 잘 발달하면 눈으로 쉽게 확인 가능합니다.

또한 우리가 배근육과 관련해서 가장 많이 듣는 단어가 바로 코어인데요. 우리 코어는 몸통을 안정시켜주는 근육들, 즉 외부의 힘으로부터 정적으로 자세를 유지할 수 있도록 해주는 근육들입니다. 이 코어 근육을 세부적으로 나누어보면 척주 자체에 붙어있는 짧은 근육들과 척주 외에 다른 부위에 부착되는 근육들로 크게 나누어 볼 수 있는데요. 따라서 코어가 배근육을 모두 의미하는 것은 아니지만, 코어 근육 중 우리 배근육이 포함됩니다. 배근육은 외형적인 모양뿐만 아니라 복압을 올리는 데 중요한 역할을 하는데요. 그래서 복근 해부학에서는 외형적으로 보이는 식스팩 뿐만 아니라 몸통의 안정화와 관련된 배근육을 배워보겠습니다.

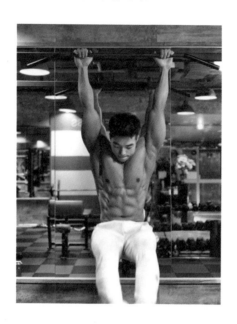

배근육은 어디에 붙어있을까?

먼저 배근육이 정확히 어디에 붙어있는지 확인해볼게요. 주로 우리가 배의 위치를 생각하면 앞쪽만 떠올리는데요. 하지만 배근육은 몸통의 앞에만 붙어있는 것은 아닙니다. 배근육은 네 개가 있는데, 그중 식스팩이라고 흔히 부르는 배곧은근은 배 앞쪽에만 있는 게 맞습니다. 하지만 이 배곧은근을 제외한 나머지 세 개의 근육은 배의 앞쪽부터 몸통 옆면을 지나 살짝 등쪽에

핏블리의 피트니스 해부학

붙어있어요. 즉, 우리 복근은 옆구리의 살짝 뒤쪽에서부터 몸통의 앞쪽까지 뼈대가 없는 배 부분을 전체적으로 잘 감싸고 있다고 생각하면 됩니다.

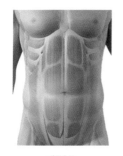

배곧은근
(복직근,
rectus abdominis)

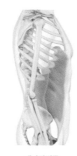

배바깥빗근
(외복사근,
external oblique abdominis)

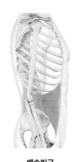

배속빗근
(내복사근,
internal oblique abdominis)

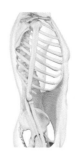

배가로근
(복횡근,
transverse abdominis)

그래서 배근육은 위에서는 갈비뼈(늑골, ribs)에 붙고 아래는 우리 골반을 이루는 볼기뼈(관골, hip bone)에 붙어요. 그리고 뒤에는 등에서 볼 수 있는 등허리근막(흉요근막, thoracolumbar fascia)에 붙습니다. 이 등허리근막은 넓은등근의 표면에서 보이는 하얀 근육의 막으로 거기에 배근육 세 개가 붙어요.

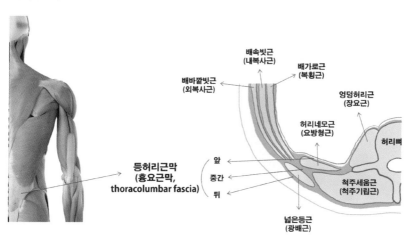

배의 근육

배곧은근은 볼기뼈 중 앞쪽 가운데에 있는 두덩뼈(치골, pubis)에서 시작해서 위로 올라가 명치부분과 그 옆의 갈비뼈 부분에 닿습니다. 다른 근육과 다르게 '아래에서 위로 올라가서 닿는다'라고 표현한 이유는 해부학적 자세에서 배곧은근을 수축하면 갈비뼈에 붙은 부분이 움직이고 골반쪽이 고정되어 있기 때문에 해부학적으로 이는곳과 닿는곳을 설명하기 위해 그렇게 표현했습니다. 그런데 이 근육이 어떤 사람에게서는 11자로 보이고, 또 다른 사람은 식스팩처럼 가로로 선이 같이 보여요. 왜 그런지 한번 해부학적으로 알아볼게요.

'나도 한 번쯤은 식스팩을 가지고 싶다!' 라는 생각을 많이 하는데요. 우리는 모두 식스팩을 가지고 있습니다. 다만 체지방의 두께와 근육의 발달 정도에 따라 배곧은근이 아예 안 보이는 경우도 있고, 보이는 경우 11자 모양 혹은 식스팩처럼 다 갈라져 보일 수도 있어요.

우리 몸의 체지방이 어느 정도 빠지고 근육이 살짝 두꺼워지면 배에 길게 세로줄이 먼저 보이게 됩니다. 먼저 배꼽에서 양옆으로 좀 떨어진 곳에 있는 두 개의 세로선은 좌우 배곧은근의 가쪽 경계선입니다. 이렇게 양옆의 두 개의 선이 강조되어 보이면 11자 복근이 보여요. 그리고 우리 양쪽 배곧은근 사이에는 백색선(백선, linea alba)이라 불리는 선이 있는데요. 그 백색선까지 뚜렷해지면 세 개의 줄이 보입니다. 그런데 우리가 식스팩이라 부르는 이유는 가로선이 있기 때문인데요. 배곧은근을 자세히 보면 가로로 힘줄이 생겨있어요.

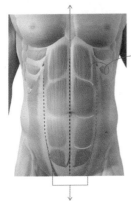

백색선(백선, linea alba)

나눔힘줄
(건획, tendinous intersections)

배곧은근의 경계

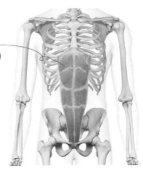

배곧은근
(복직근, rectus abdominis)

이 힘줄은 발목에 보이는 아킬레스힘줄이나, 손목에서 쉽게 볼 수 있는 긴손바닥근의 힘줄과는 조금 다른 모양인데요. 우리 몸의 근육은 다양한 형태를 가지고 있습니다. 배곧은근의 경우 납작한 긴 근육 사이사이에 힘줄이 여러 개 있습니다. 이 힘줄을 나눔힘줄(건획, tendinous intersections) 이라고 부릅니다. 이 나눔힘줄이 배곧은근을 앞을 덮고 있는 근막에 붙어있기 때문에 가로선이 생기게 됩니다.

다시 한번 쉽게 설명해볼게요. 우리 배곧은근은 집 안에 들어가 있습니다. 배의 근육 중 배곧은근을 제외한 나머지 근육 세 개가 옆구리에 겹겹이 쌓여있고, 그 힘줄들이 배 가운데로 모이면서 배곧은근의 앞, 뒤를 감싸고 지나가요. 그 힘줄 가운데에 백색선이 있어 배곧은근은 마치 칼집에 들어가 있는 칼처럼 좌우 각각 집 안에 들어가 있어요. 이 배곧은근 사이사이에 있는 나눔힘줄이 이 칼집의 표면과 붙어있는데요. 우리 근육이 발달하면 근육의 빨간부분인 힘살은 두꺼워지지만, 힘줄은 그렇게 두꺼워지지 않기 때문에 칼집에 붙어있는 힘줄 부분은 제외하고 나머지 힘살들만 커지면서 올록볼록한 식스팩이 만들어져요.

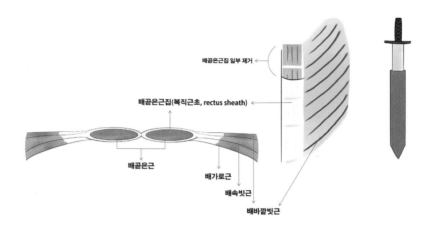

배곧은근집 일부 제거

배곧은근집(복직근초, rectus sheath)

배곧은근

배가로근

배속빗근

배바깥빗근

쉽게 생각하면 우리 여름에 띄우는 워터 베드를 생각하시면 되는데요. 바람을 넣기 전에 이미 가로선이 있어요. 워터 베드를 물에 띄우기 위해 바람을 빵빵하게 넣으면 이미 있던 선을 제외하고 나머지 부분에 바람이 차면서 빵빵해집니다. 워터 베드에 이미 있던 선을 나눔힘줄이라고 보고 근력운동을 통해 나머지 부분이 근육부분이 펌핑된다고 생각하면 됩니다.

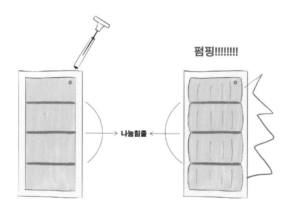

펌핑!!!!!!!!

나눔힘줄

배곧은근은 근육이 세로로 길게 붙어있기 때문에 수축을 하면 우리 몸통을 굽혀주는 역할을 해요. 우리가 종종 상복부, 하복부라고 나누어 부르는

핏블리의 피트니스 해부학

데, 모두 하나의 배곧은근을 부르는 말입니다. 사실 싯업이나 컬업을 하여도 상, 하복부 모두에 자극이 들어는 오는데요. 하복부에 자극을 더 확실히 주기 위해 리버스 크런치와 같은 동작을 하곤 합니다. 즉 우리 배곧은근은 명치 부분부터 골반의 두덩뼈까지 붙어있기 때문에 **골반을 두고 수축하면 상체를 앞으로 숙일 수 있고,** 반대로 **상체를 고정한다면 골반의 위쪽이 뒤로 기울어지는 후방경사가 가능**합니다.

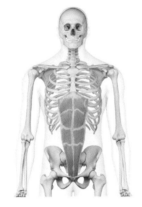 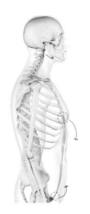

앞에서 본 배곧은근   **가쪽에서 본 배곧은근**

또한 이 배곧은근을 나누는 힘줄들은 사람마다 모양과 위치가 달라서 양쪽 식스팩의 모양이 비대칭으로 보일 수도 있고, 어떤 사람은 일자 모양 어떤 사람은 물결모양으로 보일 수도 있어요.

배곧은근을 제외한 나머지 배근육은 양쪽 옆구리에 세 겹으로 겹쳐있으며, 피부에서부터 **배바깥빗근(외복사근, external abdominal oblique), 배속빗근(내복사근, internal abdominal oblique),** 그리고 **배가로근(복횡근, transversus abdominis m.)**의 순서로 있습니다.

배바깥빗근, 배속빗근, 배가로근은 서로 겹쳐있지만, 근육의 결은 각각 다른 방향으로 있습니다. 배바깥빗근은 우리가 주머니에 손 넣는 방향으로 근육 결이 생겨있고, 배속빗근은 배바깥빗근과 결이 반대 방향으로 있어서 배바깥빗근과 배속빗근의 결은 서로 X자로 되어있어요. 그래서 양쪽 배바깥빗근과 배속빗근 모두 수축하게 되면 배곧은근과 같이 몸통을 굽힐 수 있어요. 또한 **이 근육들은 사선으로 결이** 있어 몸통을 트위스트 시킬 수도 있는데요. 왼쪽 어깨를 오른쪽 골반으로 가까이 붙이는 동작의 경우 왼쪽 배바깥근과 오른쪽 배속빗근이 같이 수축해서 일어나고, 반대로 오른쪽 어깨가 왼쪽 골반으로 가까이 가는 동작의 경우 오른쪽 배바깥빗근과 왼쪽 배속빗근이 함께 일을 하며 일어나는 일입니다. 그래서 복근 운동의 변형 중에 몸을 크로스로 하는 동작들이 있어요.

마지막 배가로근은 **근육의 결이 가로**로 있습니다. 이렇게 보니 배의 근육들이 몸통을 꽉 잡고 있는 형태가 되는데요. 배가로근은 우리 복근 중에 가장 깊은 곳에 있으면서, 우리 허리의 안정화와 배를 압박하는 역할을 하는 중요한 근육입니다.

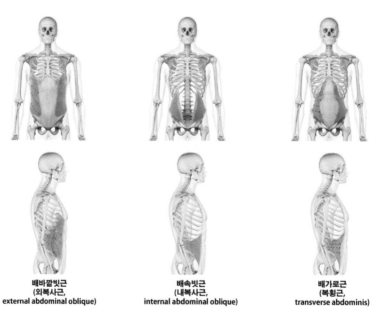

배바깥빗근
(외복사근,
external abdominal oblique)

배속빗근
(내복사근,
internal abdominal oblique)

배가로근
(복횡근,
transverse abdominis)

핏블리의 피트니스 해부학

지금까지 배운 배근육들이 가로막(횡격막, diaphragm)과 함께 수축할 경우, 복압을 잡아주는 역할을 한다고 하여 일명 **코르셋 근육**이라고도 부르는데요. 마지막으로 **가로막**에 대해 알아보겠습니다. 가로막의 경우, 우리 눈으로 볼 수 있는 근육은 아니에요. 이 근육은 우리 몸통 안에 있는데요. 몸통을 크게 세 부분으로 나누어보면 가슴, 배, 골반으로 나눌 수 있어요. 그중 갈비뼈가 있는 부분을 가슴우리(흉곽, thorax)이라고 부르고, 이 안에 심장과 허파 같은 장기들이 들어있습니다. 그리고 이 **가슴우리와 배안을 가로로 나누어주는 근육**이 있는데, 그게 바로 가로막입니다. 우리가 숨을 쉬는 일은 허파(폐, lung)가 담당하기 때문에 우리가 숨을 쉬면 허파가 일하면서 허파가 들어있는 가슴우리의 크기가 변하게 되며, 이때 가로막이 함께 올라갔다 내려오게 됩니다. 그래서 가로막은 우리 호흡과 밀접한 관계가 있는 근육이고, 배근육들과 함께 복압유지에 중요한 근육이 됩니다. 우리가 딸꾹질하면 숨 참으라는 이유도 가로막과 관련이 있는데요. 딸꾹질이 이 가로막의 경련에 의해 일어나기 때문에 숨을 참으라고 하는 것입니다.

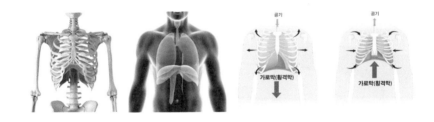

배근육은 멋진 몸매를 만들기 위해서도 중요한 근육이지만, 웨이트에서 무게를 들어 올릴 때 꼭 필요한 근육들입니다. 특히 데드리프트, 스쿼트에서 자세 유지를 위해 중요한 근육이니 배곧은근 외에 다른 배근육도 꼭 신경 써서 운동해주세요.

싯업과 컬업할 때 복근이 아니라 목이 아파요!

주로 복근 운동으로 싯업이나 컬업을 하셨을 때 배에 자극이 안 오고 목만 아프다면 배곧은근의 위치를 다시 한번 떠올려주세요. 배근육들은 전체적으로 우리 갈비뼈 아래쪽에서부터 있기 때문에 어깨뼈를 땅에서 뗀다는 느낌으로 하지 않고 목만 움직인다면 배근육의 운동이 되지 않습니다.

강의 요약

- 배의 근육은 갈비뼈와 볼기뼈에 붙어 배부분의 앞쪽부터 옆구리를 지나 살짝 등쪽까지 붙어있다.

- 식스팩으로 잘 알려진 배곧은근은 배 가운데에 길게 위치해있으며, 근육을 가로지르는 나눔힘줄에 의해 가로선이 생기며 초코렛 조각과 같은 모양의 근육이 생긴다.

- 옆구리쪽에 있는 배근육은 세 개가 겹쳐있으며, 피부에 가까운 근육부터 배바깥빗근, 배속빗근, 배가로근 순서로 있다.

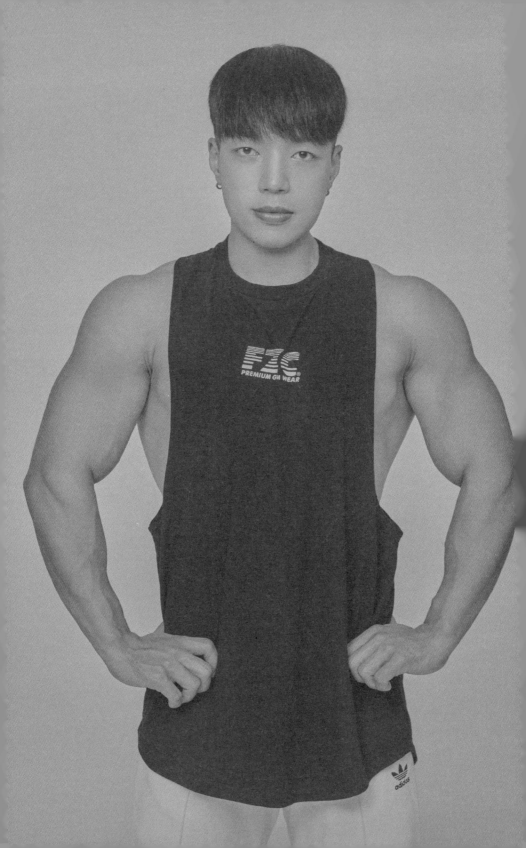

참고문헌

- 보디빌딩아나토미, 여섯째판, 닉 에반스 지음, 도서출판 푸른솔, 2014

- 국소해부학, 셋째판, 대한해부학회 편, 도서출판 고려의학, 2017

- 근육뼈대계통의 기능해부학, 고기석 외 7인, 현문사, 2013

- 기본 사람해부학, 김진 외 14인, 도서출판 고려의학, 2015

- 뉴만 키네지올로지, 둘째판, 뉴만 지음, 범문에듀케이션

- 근육운동가이드 프로페셔널2, 프레데릭데라비에, 마이클건딜 지음, 삼호미디어, 2019

- 스타팅스트렝스, 마크리피토, 대성의학사, 2019

- 뉴만 Kinesiology, 2nd ed., Neumann 지음

- 근육뼈대계통의 기능해부학, 고기석 외 지음

- 기본 사람해부학, 제2판, 김진 외 지음

- Matheus Barbalho et al., Back Squat vs. Hip Thrust Resistance-training Programs in Well-trained Women, Int J Sports Med 2020; 41: 306-310

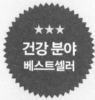

핏블리 FITVELY × 다이어트 생리학 가이드

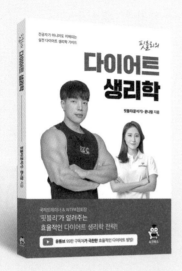

★★★
건강 분야
베스트셀러

핏블리의

다이어트 생리학

핏블리(문석기)·문나람 지음 | 쇼크북스

저도 트레이너지만 핏블리 도움을 많이 받고 있어요! – Clair**
헬린이인 제가 이해할 만큼 설명이 쉽고 정확해요. – Nao**
생리학적으로 운동법을 설명해주니 믿고 따라하게 돼요 – 하얀쵸코**

운동은 열심히 하는 것이 아니라
효율적으로 하는 것이다!

"왜 살이 안빠지냐구요? 운동을 너무 열심히 했기 때문이죠!" 수많은 사람들이 몸을 만들기 위해, 다이어트를 하기 위해 운동'만' 열심히 한다. 그가 강조하는건 "운동만 열심히 하면 몸이 고생한다" 근육증가든 다이어트든 인체에서 일어나는 생리학 기전을 이해하고 운동하는게 중요하다고 그는 강조한다. 사람마다 유전적으로 영양흡수율도 다르고 에너지 대사 효율도 다르고 심지어 똑같은 음식을 먹어도 흡수율이 다르다. 이렇게 사람마다 특이성이 있는데 누군가의 다이어트 방식을 일방적으로 따르하면 실패할 수 밖에 없다. 조금의 생리학 지식으로 내 몸을 이해하고 나에게 맞는 운동프로그램을 직접 설계한다면 누구나 효율적인 다이어트가 가능할거라고 저자는 말한다. 이 책은 일반인 부터 전문가까지 꼭 알아야 할 다이어트 생리학 지식을 담은 실전 이론서 이다

전국 오프라인 서점 및 인터넷 서점에서 구입 가능합니다.

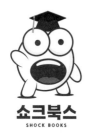

쇼크북스
SHOCK BOOKS

핏블리의 피트니스 해부학
ⓒ 2022. 핏블리 조호정 all rights reserved.

초판 1쇄	2022년 4월 11일
7쇄	2024년 5월 30일

지은이	핏블리(문석기)
	조호정
편집	핏블리(문석기)
펴낸곳	쇼크북스
전자우편	moon@fitvely.com
ISBN	979-11-977430-2-3 (13510)
값	15,000원

쇼크북스는 독자 여러분의 책에 대한 아이디어와 원고 투고를 기다리고 있습니다.
책 출간을 원하시는 분은 이메일 moon@fitvely.com으로 제안해 주세요.

쇼크북스는 위기를 기회로 만드는 **(주)핏블리**의 출판 브랜드 입니다.